JN208562

舞台医学実践入門

Practical Manual to Stage Medicine

監修

日本舞台医学会

編集

武藤芳照
東京大学名誉教授／東京健康リハビリテーション総合研究所所長

山下敏彦
札幌医科大学理事長・学長

山本謙吾
東京医科大学病院病院長／東京医科大学整形外科学分野主任教授

田中康仁
奈良県立医科大学整形外科教授

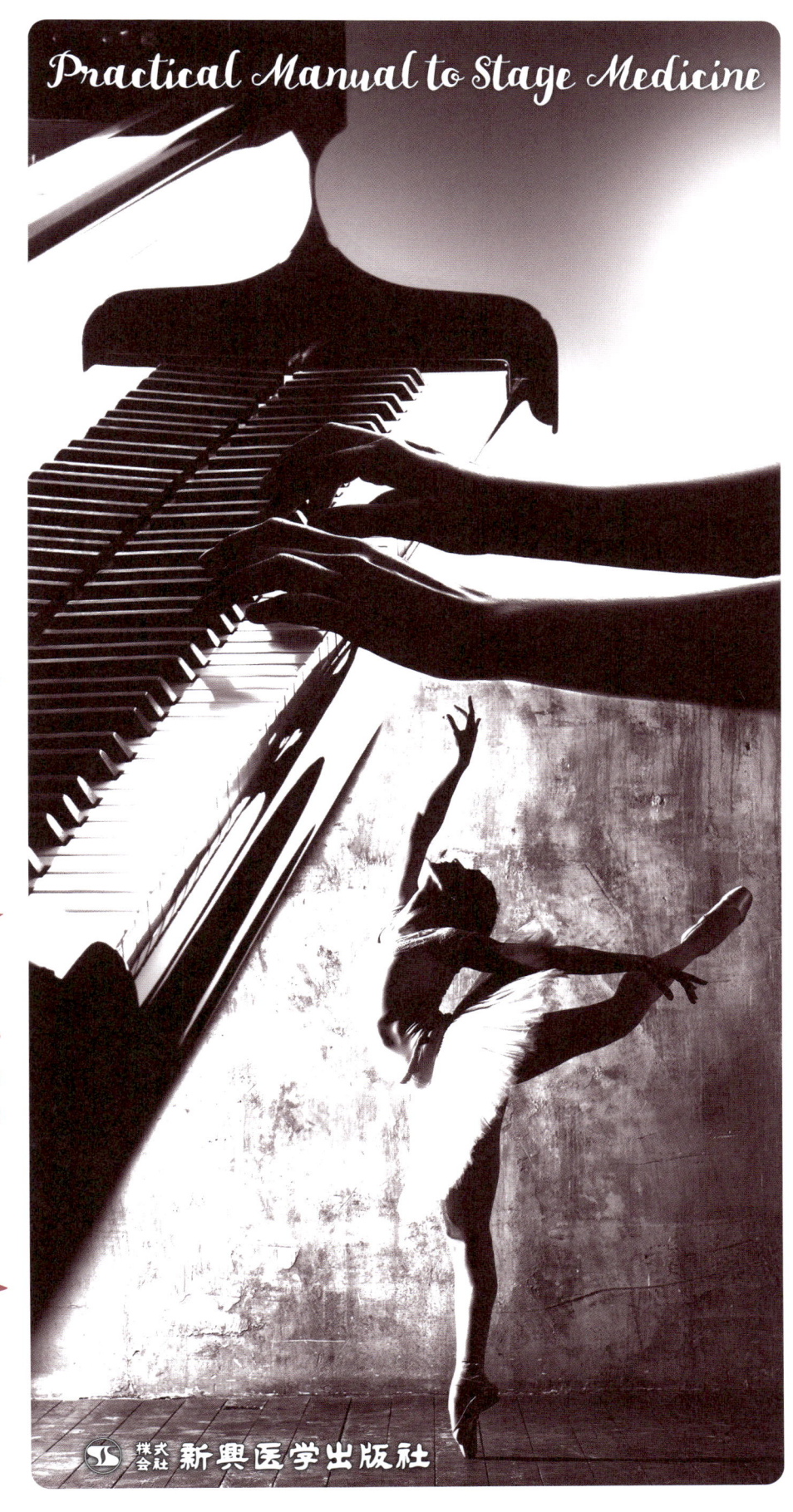

株式会社 新興医学出版社

Practical Manual to Stage Medicine

Supervised by

The Japanese Society of Stage Medicine

序

　舞台医学（Stage Medicine）とは，舞台上で音楽，舞踊，演劇，演芸などを行う舞台芸術家を医学面からサポートし，パフォーマンスの向上や舞台特有の外傷や疾患の治療と予防に関して研究する学問であります．舞台芸術家は厳しい競争にさらされ，オーバーユースによる障害をしばしば認めます．また激しい動きによる不慮の外傷や過度のトレーニングによる体調不良などは日常的に生じております．さらに舞台芸術家に対する適切なコンディショニングやエクササイズの指導など，医学的に検証していかなくてはならない問題が山積しております．しかし，我が国において舞台芸術家に対する医学的支援は，長年にわたり医療関係者による個人ベースの活動が中心でありました．それぞれの活動は高いレベルのものがあるにもかかわらず，横のつながりは乏しく，系統だった体制の構築はほとんどできておりませんでした．

　舞台芸術家の医学的支援を加速するために，2023 年に日本舞台医学会が設立されました．またその前身の日本舞台医学研究会が 2014 年から活動しておりますが，その取り組みをまとめた我が国最初の系統だった舞台医学に関する成書である『舞台医学入門』が 2018 年に上梓されました．本書はその姉妹編であり，具体的な取り組みをさらに進めた，あらゆる角度からより実践的な内容になっております．舞台芸術家を医学的にサポートするために，医師だけでなく，歯科医師，看護師，薬剤師，理学療法士，アスレティックトレーナーや，さらには舞台芸術家の指導者を巻き込んだ体制を構築していくために，本書がお役にたてばと考えております．特に幼少期から音楽や舞踊などの舞台芸術活動に親しんできた医療系の学部・学科に所属する学生など，若い世代に舞台医学について知っていただき，本書がこの分野をさらに発展させる契機になることを期待いたしております．是非，両方の書籍をお手元に置いていただき，舞台医学の活動に参入していただければ幸甚に存じます．

　最後になりましたが本書の発刊にご尽力いただきました新興医学出版社代表取締役の林峰子様ならびに細部まで丁寧にご対応いただいた編集部の田代幸子様に深謝いたします．

2024 年 11 月 19 日

一般社団法人日本舞台医学会理事長 / 奈良県立医科大学整形外科教授

田中　康仁

編者・執筆者一覧

■ 編者

武藤　芳照	東京大学名誉教授 / 東京健康リハビリテーション総合研究所　代表理事・所長
山下　敏彦	札幌医科大学　理事長・学長
田中　康仁	奈良県立医科大学整形外科　教授
山本　謙吾	東京医科大学病院　病院長 / 東京医科大学整形外科学分野　主任教授

■ 執筆者（掲載順）

小川　宗宏	奈良県立医科大学スポーツ医学講座　准教授
田中　康仁	奈良県立医科大学整形外科　教授
寺本　篤史	札幌医科大学医学部整形外科学講座　教授
浦邉　幸夫	広島大学大学院医系科学研究科　教授　理学療法士
石原　萌香	広島大学大学院医系科学研究科　博士後期課程大学院生　理学療法士
藤本秀太郎	札幌医科大学医学部整形外科学講座　医員
西良　浩一	徳島大学大学院医歯薬学研究部運動機能外科学　教授
藤谷　順三	徳島大学大学院医歯薬学研究部地域運動器・スポーツ医学　特任准教授
高山かおる	済生会川口総合病院皮膚科　主任部長
江夏亜希子	四季レディースクリニック　院長
冨澤　英明	東京蒲田病院整形外科　部長
新見　正則	新見正則医院　院長
武藤　芳照	東京大学名誉教授 / 東京健康リハビリテーション総合研究所　代表理事・所長
福島　美穂	f クリニックさっぽろ　副院長
金塚　彩	千葉大学医学部附属病院臨床試験部・整形外科　特任助教
堀内　正浩	箱根リハビリテーション病院附属ゆい小田原クリニック　院長
花香　恵	札幌医科大学医学部整形外科学講座　助教
射場　浩介	札幌医科大学医学部運動器抗加齢医学講座　特任教授
永井　太朗	東京医科大学整形外科学分野　助教
西田　淳	東京医科大学整形外科学分野　特任教授
山本　謙吾	東京医科大学病院　病院長 / 東京医科大学整形外科学分野　主任教授
森田　成紀	国保中央病院整形外科　医長
長嶋　光幸	大阪暁明館病院整形外科　医長
面川　庄平	奈良県立医科大学手の外科学講座　教授

秋山　　唯　　流杉病院　副院長 / 聖マリアンナ医科大学整形外科学講座　非常勤講師

仁木　久照　　聖マリアンナ医科大学整形外科学講座　主任教授

関　　　健　　東京医科大学整形外科分野　助教

向井　力哉　　留萌市立病院整形外科　医長

辻本　憲広　　奈良県立医科大学整形外科　医員

村橋　靖崇　　札幌医科大学医学部整形外科学講座　助教

宮内　　諒　　東京医科大学整形外科学分野　臨床助教

原口　貴久　　東京医科大学整形外科学分野　助教

立岩　俊之　　東京医科大学整形外科学分野　准教授

木澤　桃子　　芦田医院　院長

菱田　愛加　　重工大須病院整形外科　医員

蘆田ひろみ　　有馬医院　院長 / 京都バレエ専門学校　理事長

川崎佐智子　　奈良県立医科大学地域医療支援・教育学講座　講師

■ 協力

芦田由可里　　東京健康リハビリテーション総合研究所　所員

山本　久子　　東京健康リハビリテーション総合研究所　所員

小川　　誠　　東京健康リハビリテーション総合研究所　所員

棟石　理実　　東京健康リハビリテーション総合研究所　所員

岡本　藤影　　日本舞台医学会事務局

目 次

88002-135 JCOPY

4章　舞台医学の実践

あとがき

索引

編者プロフィール

1 舞台表現者と医療

小川宗宏・田中康仁

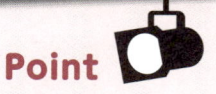

Point

▶ 本邦における舞台表現者に対する医療体制の現状は，スポーツ医学の黎明期とよく似た状況である．

▶ 舞台表現者の医学的問題に関する認識向上，現場と医療機関の連携構築は急務である．

▶ 舞台医学の実践的活動，多職種連携による医療支援の構築，学術的コミュニティの発展が望まれる．

　我が国においても舞台表現者を医療面で支援しようという動きが活発化してきている．舞台というのは古くて新しい医療分野であり，音楽家，俳優，ダンサーなどの舞台上で演奏や演技する舞台表現者には，演奏・演技中の痛みから神経・筋機能障害，あるいは心理的な問題まで，多岐にわたる身体的・精神的な医学的問題を抱えている人が存在する．歌う，奏でる，踊る，演じる舞台表現者と，スポーツにおけるアスリートがおかれている状況とは酷似しており，ほぼ毎日，練習または演技をし，激しい競争にさらされている．また，痛みがあってもパフォーマンスをしなければならず，オーバーユース（overuse）や転落など障害・外傷のリスクを負っている[1]．しかし現状では舞台表現者に対する医学的サポート体制は不十分で，我が国におけるスポーツ医学の黎明期とよく似た状況におかれている．

1 ▶ 舞台表現者と医療の歴史

　音楽家の医学的問題についての最初の調査は，1713 年に「産業医学の父」として知られる Ramazzini,B. が『Diseases of Workers』と題する著書のなかで騒音性難聴について記載し

ている．局所性ジストニアは「musician's clump」として，ヨーロッパでは 19 世紀からすでに問題になっており，ロマン派を代表する作曲家の Schumann,R.A. が右手に発症しピアノが弾けなくなり，演奏家をあきらめて作曲家になったといわれており，音楽家の医学的問題については古くから知られていた．1932 年に，舞台医学に関する知識をまとめた最初の教科書として Singer,K. の『Diseases of the Musical Profession：A Systematic Presentation of Their Causes, Symptoms and Methods of Treatment』が出版され，1981 年には，ニューヨーク・タイムズ紙の記事において，有名な音楽家であったピアニストの Graffman,G. と Fleisher, L. が患った手の問題が紹介されている．このように手指の小筋群を長時間にわたり毎日酷使する演奏家の医学的問題の実態は，欧米では 1980 年代に入って徐々に認知されるようになり，1991 年には，舞台医学に関する現代的で包括的な教科書として Sataloff,R.T., Alice G,B., Lederman,R.J. が編集した『Textbook of Performing Arts Medicine』が出版されている．後述するが，欧米において，近年では数多くの学会が開催され，音楽家のニーズに応える

88002-135　JCOPY

クリニックがさまざまな大都市に設立されている.

　音楽家の局所性ジストニアは楽器演奏時に生じる動作特異的なジストニアであり，通常はピアノやヴァイオリンなどの演奏家で手に発症することが多い．声楽家の声帯やトランペット奏者の口角や口唇，ドラム演奏者の足，ホルン演奏者の頚部等にも発症することがある．スポーツ選手が突然動作に支障をきたし，思い通りのプレイができなくなる「イップス」も，極度の緊張のなかで同じ動作を繰り返し続けることによる局所性ジストニアの一種と考えられている．一般に動作特異性ジストニアの発症率は3,400人に1人程度であるが，プロの音楽家の発症率は100人に1人ともいわれており，音楽大学生のうち1.25%の学生において演奏時にジストニアが出現するとの報告もあり，発症率は決して低くはない[2,3]．音楽家の局所性ジストニアは，舞台医学に携わる臨床医が知っておくべき，重要かつキャリアを絶つ可能性のある神経学的疾患である．また，音楽家は高度で繊細な手の動きが求められるため，腱鞘炎や手根管症候群など筋骨格系や末梢神経障害などを含む手の障害が多く，近年では北京冬季オリンピック開会式や，オバマ大統領ノーベル平和賞受賞コンサートに出演し，21世紀において世界で最も影響力があるピアニストの1人となったLang Langが，腱鞘炎により活動を休止したことがよく知られている（詳細は本書2章「音楽家の外傷・障害」を参照）．

2 ▶ 舞台表現者の種類

　舞台芸術の分野としては，音楽，演技，舞踊等があり，その分野内には多様なスタイルや流派が存在し，多岐にわたる．日本の伝統的な舞台芸術としては，能，狂言，歌舞伎，日本舞踊，文楽等がある．2008年に中学校学習指導要領が改訂されて以降，武道と芸にダンスが必修化されたことで競技人口が飛躍的に増え，パフォーマンスレベルも向上する一方で，障害発生も増えている．舞台医学は舞台上で行われるさまざまな舞台芸術の医学的対応を行う学術的・実践的分野・領域であり，多種多様で非常に多くの対象者が存在する[4,5]．舞台芸術の分野ごとに求められるものも大きく異なり，専門性や特殊性は千差万別であり，多様な舞台芸術の領域が直面する複雑で多重な医学的問題を認識する必要がある（**表1**）．

3 ▶ 舞台表現者の外傷・障害ならびに診断・治療・予防

　舞台表現者にはしばしば高度な技術，動作が

表1　舞台医学の守備範囲

音楽	演奏家	クラシック音楽，オーケストラ，ポピュラー音楽 など （楽器別：ピアノ，ヴァイオリン，フルート，ギター，ベース，ドラム など）
	声楽家	オペラ歌手，歌謡曲歌手，ジャズボーカリスト，浪曲師，聖歌隊 など
演技	演劇	芝居，人形劇，オペラ，ミュージカル，能，狂言，歌舞伎，文楽 など
	演芸	落語，講談，漫談，漫才，コント，手品，曲芸，物真似 など
ダンス・舞踊	芸術系	現代舞踊（コンテンポラリー），創作ダンス，バレエ（クラシック，モダン）
	民族系	フォークダンス，日本舞踊，阿波踊り，インド舞踊，フラメンコ，フラダンス，ポルカ，タンゴ，マズルカ，ボレロ，アイリッシュダンス など
	大衆系	社交（ソシアル）ダンス，ジャズダンス，タップダンス，ストリートダンス（ヒップホップ，ロックダンス，ハウスダンス，ブレイクダンス），カンカン，ラインダンス，ディスコダンス，ツイスト，パラパラ など
	スポーツ系	エアロビクス，チアリーダンス，フィギュアスケート，新体操，アーティスティックスイミング など

要求され，身体にとって過剰な負荷になることがあり，その反復や長期間にわたる継続は，身体に種々の障害をもたらす．また，舞踊・演劇などでは，激しい動きや転落などによる外傷も起こりうる．外傷・障害の発生は芸術活動継続の阻害因子となることから，外傷・障害の予防は必要不可欠な取り組みであるといえる．ダンスを例にとると，下肢を中心にオーバーユースや外傷により，整形外科的な介入が必要な病態も増えており，系統だった治療法や予防法を確立することは大きなテーマである．ダンス等の舞台表現に伴う身体障害に悩む人は多く存在するにもかかわらず，舞台医学の社会的認知度はまだ低く，障害・外傷の予防や適切な治療には，舞台表現者の身体特性（アライメント，柔軟性など）など障害の発生要因や，多種多様な運動パフォーマンスの運動特性についての適切な知識を得る必要がある．

　ダンサーの下肢の外傷・障害の要因には，繰り返すジャンプの踏切や着地などによるオーバーユース障害，過伸展，外反など関節可動域や下肢アライメントなどに起因する障害，着地や衝突などによる外傷などがあり，疲労骨折，靱帯損傷，腱炎，外反母趾など多岐にわたる．そしてダンサーの身体特性による内的要因のみならず，靴などの外的要因やダンスの特徴的な運動特性を念頭に置いて治療する必要がある．バレエを例にとると，ポアントやタンジュで足関節の過底屈が強制され，後方にある過剰骨の三角骨などが挟み込まれ，後方インピンジメント症候群を生じることがある．またクラシックバレエではトゥシューズを履くため足趾の自由度が制限されることで外反母趾障害を生じることもある．しかしバレエではMTP関節の可動性は非常に重要であるため，疼痛が著しい外反母趾でも，現役中は決して可動域制限を来すような手術法を選択してはならない[6]．またダンスのなかでもバレエは審美性が要求されること

から，膝前十字靱帯損傷においても，パッセやアティテュードなどの動きを念頭に復帰後の演技を考慮した移植腱の選択の検討を要する[7]．このようにダンスの特徴的なパフォーマンスによる運動特性の理解は，ダンス外傷・障害の発生要因や機序，適切な治療，予防策を考えるうえで大変重要である．それぞれの外傷・障害の評価は，問題のある動き，技術，筋力の不均衡，環境要因の評価を含め，包括的に行われるべきであり，舞台表現者のニーズとリスクをよりよく理解し，スポーツ医学における既存の概念や知識を応用することでサポートを切実に必要としている新たな患者層にその影響を拡大できる（詳細は本書3章「舞踏家の外傷・障害」を参照）．

4 ▶ 舞台医学の実践

　舞台芸術に関する外傷・障害の実態に関するデータは不足している．日本の「舞台医学」の実践の嚆矢となる活動ともいえる，最高水準の現代舞台芸術を発信している新国立劇場と日本舞台医学研究会（日本舞台医学会の前身）との連携協力事業として，舞台医学セミナーや医療相談，公演時の医療支援活動等を先駆的に施行してきた．

　舞台芸術に伴う医学的問題の現状を把握し，効果的な対応を検討することを目的として，国内の一流バレエダンサーに対して施行したアンケート調査では，外傷・障害の高い発生率に対して，低い受診率/通院率であること，ケガの治療より，痛みのコントロールのために民間療法に頼りがちであること，しかし，ほとんどのダンサーが予防のために専門医による定期検診を欲していた．障害の原因も年齢，筋力，性別，柔軟性などの内的因子や，フロアの硬さや靴の形状などの外的因子，発症因子にはバレエダンサー特有の動作が関与すること，実際の外傷・障害においては足部の疲労骨折の占める割合が高く，これは身体そのものの美しさを求めるた

めに体重管理なども必要とされることから, 低栄養, 低エネルギーに陥りやすく, いわゆるスポーツ医学で啓発されている「女性アスリートの三主徴（female athlete triad：FAT）」の利用可能エネルギー不足, 無月経, 骨粗鬆症がバレエダンサーにも関与することが示唆された. ところがFATに対する認知度は1割にも満たないことなど, 日本のダンサーを取り巻く医療事情は厳しい現況である[8]. 欧米では, 音楽やダンスと医学に関連する学会や団体が設立され, 舞台医学が1つの医療分野として認知され, さまざまな活動が行われているが, 本邦においては舞台芸術にともなう外傷・障害の予防に関する包括的研究は非常に少ないのが現状である. 舞台医学の取り組みはまだ始まったばかりであるが, スポーツ医学の充実・発展の歴史と同様に, 舞台芸術家の医学的事象の事例の収集, 整理, 分析による学術的活動を行い, 舞台医学セミナーや医療相談, 公演時の医療支援活動, アンケートによる外傷・障害調査等, 現場での実践的取り組みを積み重ねていくことが重要である（詳細は本書4章「舞台医学の実践」を参照）. 将来的には舞台医学の医学的対応を専門とする舞台医（ステージドクター）や, 舞台トレーナー（ステージトレーナー）等の専門家の養成制度の確立や多職種連携のネットワークづくりなど, さらなる発展が望まれる[4].

5 ▶ これまでの舞台表現者に対する医療の学術的・実践的取り組みと今後の展望

舞台医学は1980年代に組織化されはじめ, 1983年にはアメリカコロラド州のアスペンで開催された音楽祭に合わせて, 舞台医学に関する最初のシンポジウム（Medical Problems of Musicians & Dancers Symposium）が開催された. その後, 1986年に舞台医学に特化した学術誌である『Medical Problems of Performing

Artists（MPPA)』が創刊され, 音楽家やダンサーの医療に携わってきた医師たちによって1988年にThe Performing Arts Medicine Association（PAMA）が設立された. その他, 1990年にはInternational Association of Dance Medicine & Science（IADMS）が設立され, 学術誌『Journal of Dance Medicine & Science（JDMS)』を発行し, ダンス医科学に関する最新の知見を提供している. 2009年には, 医療現場における音楽の活用を推進し支援することを目的としてThe International Association for Music & Medicine（IAMM）が設立され, 学術誌『Music and Medicine（MMD)』を発行している[9]. その後, 舞台表現者を対象としたクリニックが組織され, ニューヨーク, サンフランシスコ, シカゴなど, オーケストラやダンス・カンパニーが拠点を置く大都市に開設されている. 本邦においても舞台表現者のケガの予防やよりよいパフォーマンスのためのコンディショニングなど, ヘルスケアのサポートを目的として, 2005年にNPO法人芸術家のくすり箱や, 日本発信の科学的根拠に基づいたダンス医科学を発展させ, ダンス文化を支える基盤づくりに貢献することを目的として, 2010年に日本ダンス医科学研究会が設立されている. 2014年2月7日に札幌市で本邦初の舞台医学に関する学術研究会である第1回運動器サイエンス＆アート研究会が開催され, 2015年に舞台医学（Stage Medicine）研究会と銘打って奈良で開催, 2016年は東京で開催と, この領域で高名な医師やプロの舞台芸術家の先生方による講演や一般演題で構成される研究会活動を積み重ねてきた（**表2**）. 2018年には本邦初の舞台医学専門書として『舞台医学入門（Practical Guide to Stage Medicine)』（武藤芳照監修, 山下敏彦, 田中康仁, 山本謙吾編集）が発刊されている. 通算9回の研究集会を開催した実績を踏まえ, 舞台芸術の医学に関わる学際的研究と教育・啓発を推進するとともに,

表2　日本舞台医学研究会（日本舞台医学会の前身）小史

	日時	場所	内容	
第1回	2014年2月7日	札幌プリンスホテル	【一般演題】 座長：札幌第一病院　青木光広 「Mucisian's hand の治療成績」 「両側母指延長を行ったギタリストの一例」 【特別講演】 座長：羊ヶ丘病院　倉　秀治 「各種ダンス・舞踊における足・足関節傷害の診断と治療」 【パネルディスカッション】 座長：札幌医科大学　山下敏彦 「我が国における stage medicine の必要性」	 留萌市立病院　花香　恵 奈良県立医科大学　吉良　務 奈良県立医科大学　田中康仁 奈良県立医科大学　田中康仁 日本大総合研究所　武藤芳照 ソプラノ歌手　中丸三千繪
第2回	2015年3月7日	奈良ホテル	【一般演題】 座長：奈良県立医科大学　面川庄平 「ミュージシャンハンドの病態と治療」 座長：札幌医科大学　寺本篤史 「パフォーミングアートによる膝傷害の病態と治療」 座長：奈良県立医科大学　小川宗宏 「舞台に役立つコンディショニング方法」 座長：札幌医科大学　渡邉耕太 「背中呼吸で手に入れる健康で美しい身体〜オペラ歌手の自己管理〜」 座長：日体大総合研究所　武藤芳照 「舞台医学の今後の展開について」	 札幌医科大学　射場浩介 東京女子医大附属青山病院　酒井直隆 大阪大学　中田　研 Dr.KAKUKO スポーツクリニック　中村格子 ソプラノ歌手　中丸三千繪 有馬医院　蘆田ひろみ 東京医科大学　山本謙吾 奈良県立医科大学　田中康仁 札幌医科大学　山下敏彦
第3回	2016年1月19日	京王プラザホテル	【session1】テーマ〜舞台医学における疼痛治療〜 座長：札幌医科大学　山下敏彦 「YOSAKOI ソーラン演奏者における下肢障害〜」 「外反母趾術後に踊れなくなったバレリーナの一例」 「バレエダンサーの股関節唇損傷に対する股関節鏡視下手術〜疼痛管理を含めて〜」 【session2】 座長：奈良県立医科大学　田中康仁 「オペラ歌手の自己管理パート2〜オペラ歌手の問題点」 【session3】 座長：東京医科大学　山本謙吾 「歌舞伎役者の健康管理」 【session4】 座長：日体大総合研究所　武藤芳照 「女優の演技と運動器の痛み」	 札幌医科大学　松村崇史 奈良県立医科大学　坪山大輔 東京医科大学　山藤　崇 ソプラノ歌手　中丸三千繪 市川病院　市川尚一 女優　松金よね子

	日時	場所	内容
第4回	2017年3月11日	札幌グランドホテル	【一般演題】 座長：東京医科大学　山本謙吾 「バレエダンサーに生じた膝蓋骨脱臼の治療経験」　　　　　　　　奈良県立医科大学　小川宗宏 「バレエダンサーの脊椎矢状面のアライメントと股関節痛の関連」　　東京医科大学　関 健 「ダンス競技による ACL 損傷の特徴と術後競技復帰〜手術と疼痛管理，リハビリを含めて〜」 　　　　　　　　　　　　　　　　　　　　　　　　　　　　　　　　　札幌医科大学　森 勇太 【特別講演Ⅰ】 座長：奈良県立医科大学　田中康仁 「身体運動科学からみたダンス傷害予防の可能性」 　　　　　　　　　　　　　　　　　　　　　　　　　　　お茶の水女子大学　水村真由美 【特別講演Ⅱ】 座長：札幌医科大学　山下敏彦 「音楽家の手の障害」　　　　　　　　　永仁会入間ハート病院／防衛医科大学　根本孝一
第5回	2018年3月31日	奈良ホテル	【一般演題】 座長：東京医科大学　山本謙吾 「管楽器奏者に生じた手根管症候群」　　　　　　　　　　東京医科大学　永井太朗 「大学生ダンス部における外傷と運動器障害の発生状況」　札幌医科大学　寺本篤史 「高位脛骨骨切り術による美容的脚矯正の効果〜ダンサーを通じて〜」 　　　　　　　　　　　　　　　　　　　　　　　　　　市立奈良病院　藤間保晶 【特別講演Ⅰ】 座長：札幌医科大学　山下敏彦 「アスリートの腰痛：mobilization & stabilization」 　　　　　　　　　　　　　　　　　　　　　　　　　　徳島大学　西良浩一 【特別講演Ⅱ】 座長：奈良県立医科大学　田中康仁 「バレエダンサーの下肢の傷害〜足部・足関節を中心に」 　　　　　　　　　　　　　　　　　　　　　　　　永寿総合病院　平石英一
第6回	2019年3月23日	京王プラザホテル	【一般演題】 座長：札幌医科大学　射場浩介 「フルート奏者に生じる上肢障害」　　　　　　　　　　　東京医科大学　永井太朗 「距骨壊死に対して両側人工距骨置換術を施行することでピアノ演奏が可能になった一例」 　　　　　　　　　　　　　　　　　　　　　　　　奈良県立医科大学　森田成紀 「プロバレエダンサーに生じた嚢胞を伴う足関節後方インピンジメント症候群」 　　　　　　　　　　　　　　　　　　　　　　　　　　札幌医科大学　久保田ちひろ 【特別講演Ⅰ】 座長：奈良県立医科大学　田中康仁 「バレエダンサーの足部障害を考える」 　　　　　　　　　　　　　　　　　　　　　聖マリアンナ医科大学　仁木久照 【特別講演Ⅱ】 座長：東京医科大学　山本謙吾 「舞台女優の姿勢・動作と痛み」　　　　　　　　　　　　　　　女優　水谷八重子 「舞台の身体表現と障害」　　　　東京健康リハビリテーション総合研究所　武藤芳照
第7回	2021年3月27日	Web開催	【一般演題】 座長：札幌医科大学　射場浩介 「ストリートダンスにおける運動器外傷・障害の発生状況」　札幌医科大学　向井力哉 「ジャンプ着地で受傷したダンサーの膝前十字靭帯損傷の検討」　東京医科大学　宮内 諒 「音楽家の母指 CM 関節症に対する鏡視下手術」　　奈良県立医科大学　長嶋光幸

表2　日本舞台医学研究会（日本舞台医学会の前身）小史　つづき

	日時	場所	内容
第7回	2021年3月27日	Web開催	**【講演】** 座長：東京医科大学　山本謙吾 「更年期の手の障害と musician's hand」　　　　　　　　　　　札幌医科大学　射場浩介 座長：奈良県立医科大学　田中康仁 「ステージ医学とスポーツ医学の共通点と相違点」　　　　　　札幌医科大学　寺本篤史
第8回	2022年3月19日	奈良県医師会館	**【一般演題】** 座長：奈良県立医科大学　面川庄平 「当科で股関節鏡視下手術を施行したバレエダンサーの術後成績」　　　東京医科大学　関　健 「当院で治療を行った楽器演奏家の手の障害」　　　　　　　　　　　札幌医科大学　花香　恵 「プロバレエダンサーのアンケート調査報告〜外傷・障害，その他の医学的問題について〜」 　　　　　　　　　　　　　　　　　　　　　　　　　　　奈良県立医科大学　辻本憲広 **【講演】** 座長：東京医科大学　山本謙吾 「英国で学んだ Performing Arts Medicine（PAM）の現状と課題」　　千葉大学　金塚　彩 **【特別対談】** 座長：札幌医科大学　射場浩介 「舞台芸術家からの舞台医学への期待」　　　　　　　　新国立劇場舞踊芸術監督　吉田　都 　　　　　　　　　　　　　　　　東京健康リハビリテーション総合研究所　武藤芳照 **【パネルディスカッション】** 座長：東京健康リハビリテーション総合研究所　武藤芳照 　　　　奈良県立医科大学　田中康仁 「日本舞台医学研究会のこれまでの軌跡とこれから」　　　　札幌医科大学　寺本篤史 　　　　　　　　　　　　　　　　　　　　　　　　　　　東京医科大学　山本謙吾 　　　　　慈恵大学／公益財団法人運動器の健康・日本協会　丸毛啓史
第9回	2023年3月4日	東京医科大学病院臨床講堂	**【一般演題】** 座長：奈良県立医科大学　田中康仁 「当院におけるプロバレエダンサーに関する障害報告」　　　東京医科大学　関　健 「足関節外側部痛に対して遠位脛腓靱帯再建術によって復帰できたバレエダンサーの2例」 　　　　　　　　　　　　　　　　　　　　　　　　　　　奈良県立医科大学　辻本憲広 「ダンサーに生じた内側楔状骨・舟状骨癒合症に対して関節固定術を行った1例」 　　　　　　　　　　　　　　　　　　　　　　　　　　　　札幌医科大学　村橋靖崇 **【特別講演Ⅰ】** 座長：札幌医科大学　射場浩介 「音楽家の上肢ジストニアー職業性ジストニアについてー」　箱根リハビリテーション病院　堀内正浩 **【特別講演Ⅱ】** 座長：東京健康リハビリテーション総合研究所　武藤芳照 「舞台芸術の立場から」　　　　　　　　　　　　　　　　作曲家／文化庁長官　都倉俊一 「医学の立場から」　　　　　　　　　　　　　　　　　東京慈恵会医科大学　丸毛啓史

88002-135

舞台芸術の医学への応用に関する諸活動を推進し，もって医学及び舞台芸術文化の発展に寄与することを目的として，研究会から発展する形で2023年10月に一般社団法人日本舞台医学会が設立された．2024年6月には学会発足記念大会として，第10回日本舞台医学会学術集会の開催，2025年には奈良で第11回の開催と続く．本書はこれまでの研究会活動の内容を整理，統合し，編集・構成され，舞台医学の実践の普及・啓発を目的として，新たな視点で舞台医学の実践書として企画されたものである．舞台医学の取り組みはまだ始まったばかりで，関連の団体などと連携して，さらにこの分野を発展させていきたい．

文献

1) Dick,R.W.,Berning,J.R.,Dawson,W.et al.: Athletes and the arts--the role of sports medicine in the performing arts.Curr Sports Med Rep, 12（6）；397-403，2013

2) Altenmüller,E.：Focal dystonia: advances in brain imaging and understanding of fine motor control in musicians.Hand Clin, 19（3）；523-538，2003

3) 小仲 邦，望月秀樹：音楽大学生における音楽家のジストニアの実態調査．臨床神経学，55（4）；263-265，2015

4) 武藤芳照，金子えり子，福島美穂：わが国における「舞台医学」の現状と課題．舞台医学入門（武藤芳照監，山下敏彦，田中康仁，山本謙吾編）．新興医学出版社，東京，P.12-17，2018

5) 田中康仁：ダンスにおける足・足関節傷害．Practice of Pain Management, 6；88-92，2015

6) 坪山大輔，田中康仁：ダンスにおける足，足関節傷害のメカニズム，診断，治療とリハビリテーション．舞台医学入門（武藤芳照監，山下敏彦，田中康仁，山本謙吾編）．新興医学出版社，東京，p.26-35，2018

7) 内山英司：一流バレエダンサーの前十字靭帯損傷例にみる損傷のメカニズム，診断，治療，舞台復帰まで．舞台医学入門（武藤芳照監，山下敏彦，田中康仁，山本謙吾編）．新興医学出版社，東京，p.41-44，2018

8) 辻本憲宏，小川宗宏，谷口晃ほか：プロバレエダンサーの外傷・障害アンケート調査．関西臨床スポーツ医・科学研究会誌31；3-6，2022

9) 山下敏彦：舞台医学入門．舞台医学入門（武藤芳照監，山下敏彦，田中康仁，山本謙吾編）．新興医学出版社，東京，p.9-11，2018

2 舞台医学（Stage Medicine）と スポーツ医学（Sports Medicine）の 共通点と相違点

寺本篤史

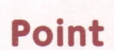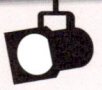

Point

▶ 舞台医学とスポーツ医学は活動環境が似ているため，必要とされる医学サポートも共通する．

▶ 運動器障害や外傷は舞台芸術の種類によって特徴があることを理解し，治療や予防に取り組むべき．

▶ 舞台医学は現場での医学サポートや医療者育成，学術活動，環境整備がいまだ整っていない．

　舞台医学すなわちステージ医学とスポーツ医学とは，語呂が非常に似ている．用語としてはあまり違和感がないが，その内容も似ているのか．両者にはかなりの共通点がある一方で，相違点もある．本稿ではスポーツ医学を軸として，ステージ医学について考える．

1 ▶ 舞台芸術活動とスポーツ活動

　スポーツとは一定のルールに則って勝敗を競ったり，楽しみを求めたりする身体活動などの総称であり，自身の身体と精神の健康のために行われる．2018年スポーツ庁の報告によると，週1日以上スポーツをする成人は55.1％で，いわゆるスポーツ人口は本邦で約5,800万人と見積もられ，小児から高齢者まで幅が広い．スポーツは結果として勝敗を競うゲーム性があり，競技スポーツはスポーツを行う者，スポーツを観戦するもの，両者を惹きつけ魅了する．競技スポーツは学童期から野球やサッカーを代表とした少年団活動に始まり，中学高校での部活動，大学生や社会人でのより高いレベルでの活動，そしてプロ選手や日本代表選手まで，強靭な体力と精巧な技術とを兼ねそなえた選手が存在する．

　一方，ステージ医学の対象となる舞台芸術はどうか．舞台芸術とは舞台や空間上で行われる芸術の総称であり，ミュージカル，現代劇などに代表される演劇や，歌，楽器演奏，オペラなどに代表される音楽，クラシックバレエ，社交ダンス，ストリートダンスなどに代表される舞踊，そして，能，狂言歌舞伎などの伝統芸能などが含まれる．舞台芸術の代表ともいえるダンス人口は推計1,500万人と年々増加している[1]．クラシックバレエは小児期から開始されることも多い習い事であり，ストリートダンスは中学校の体育でも行われている．高校や大学ではダンスを部活動として行う生徒・学生も多い．プロの音楽家やダンサーも存在し，非常に高い技術でパフォーマンスが繰り広げられている．高齢者もダンスや舞踊を楽しみ，趣味で音楽活動を行う世代も幅が広い．ステージ上で披露されるパフォーマンスに勝敗は伴わないが，コンクールやコンテスト等で順位がつくこともあり，パフォーマー同士が競い合うことは少なくない．当然，そのステージを鑑賞するファンも存在し，注目度が高い演目もある．

　このようにスポーツ選手とアーティスト，パフォーマーは活動環境が非常に近い．現に，ダ

ンス種目の1つであるブレイクダンス（以下，ブレイキン）はダンスという舞台芸術でありながら，2024年パリオリンピックの競技種目となっている．スポーツと舞台芸術はボーダーレスといえるかもしれない．

2▶アーティストとアスリートの医学的問題

　競技スポーツを行う選手やコンクールを目指すパフォーマー，アーティストの目標は何か．多くは試合や大会，コンクールやオーディションに出場すること，勝利すること，賞を獲得すること，そして次のキャリアにつなげることなどが目標であり，目的でもある．そのためには技術と体力を向上させる必要があり，多くの練習を積み重ねる．練習の反復や身体への過大な負荷は運動器の障害につながることがある．また，大会やコンクール本番でのチャレンジやミスが外傷につながることもある**（図1）**．スポーツ外傷・障害は種目によって特徴がある．また，使用する用具や環境も大きく影響する．ステージも同様にダンサーならダンス種目，音楽家なら用いる楽器によって障害・外傷の特徴があると考えられる．運動器障害や外傷の特徴と傾向を把握することができれば，その治療と予防などの対策を講じることができる．例えば，スポーツ全般的に発生頻度が高い足関節捻挫は種目の違いのみならず，シューズやサーフェイスの種

類によって発生に影響を及ぼすことが報告されている[2]．ダンスにおいてはハウスダンスなど細かいステップを踏む種目では足の外傷が多い**（図2）**一方で，手をついてのフットワーク動作が中心となるブレイキンでは膝や腰，そして手の外傷が多いという特徴がある[3]**（図3）**．ステージ医学という概念においてはダンスの種類や楽器の違い等によって生じやすい外傷や障害を知り，診療にあたることが医療者に求められる．また，治療後の復帰に向けても，どのような動きや負荷を必要とするのか考えることが大事である．スポーツ選手の治療ゴールがパフォーマンスを落とさない競技復帰だとする

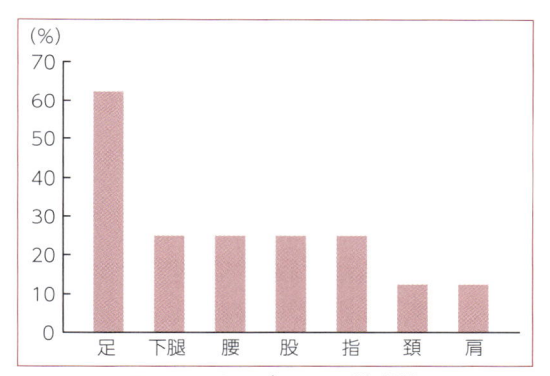

図2　ハウスダンスの受傷部位
ストリートダンスを行っている大学生122名を対象としたアンケート調査（複数回答可）より
（文献3を元に著者作成）

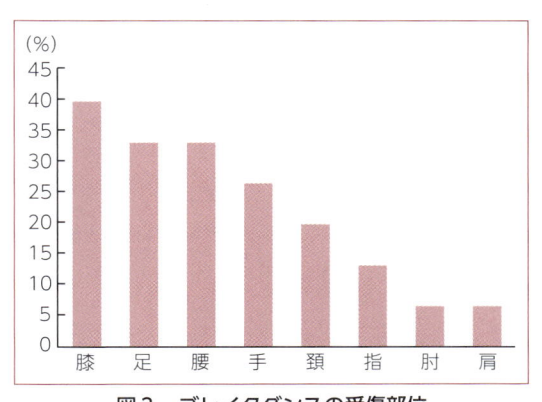

図3　ブレイクダンスの受傷部位
ストリートダンスを行っている大学生122名を対象としたアンケート調査（複数回答可）より
（文献3を元に著者作成）

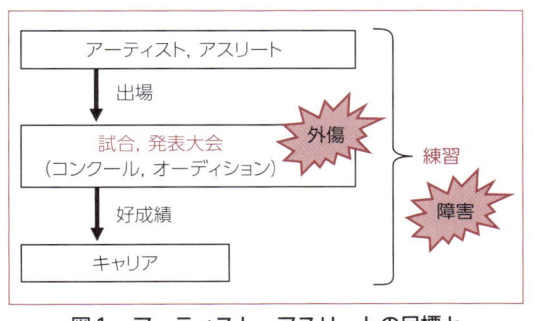

図1　アーティスト，アスリートの目標と練習サイクルによる外傷・障害の発生

と，アーティストの治療ゴールも同様に，技術レベルを下げることのないパフォーマンス復帰である．大事なコンクールなどを控えている場合は，その期日を意識しながらの治療，リハビリを検討することも重要である．また，再発予防のために個人のパフォーマンスの特徴を捉えることも必要かもしれない．スポーツ医学で重要視される予防医学をステージ医学でも意識していくべきである．外傷や障害に関しては整形外科医が専門的に対応することが望ましい．さらには循環器や呼吸器といった内科的問題もアーティストには生じうる．また，婦人科的な相談や，精神科的問題にも対応が必要である．音楽家にみられるジストニアに関しては神経内科的なアプローチが実際に行われている．

このようにスポーツ医学とステージ医学を比較してみると，多くの項目が共通している（**表1**）．スポーツ医学的なアプローチがステージ医学にも有効であると考えられる．しかし，スポーツ医学の分野では合宿や競技大会に医師やトレーナーが帯同するという現場での医療活動がある一方，ステージパフォーマーに対する医学的な帯同はきわめて少ない．アーティストが病院を受診して，診療がスタートするというケースがほとんどである．スポーツ選手と比較して，緊急性が低かったり，軽症である場合が多いかもしれないが，現場での医療サポートが可能であれば，より迅速な治療につながり，離脱期間を短縮することができるかもしれない．また，アーティストと指導者の心理的な安心にもつながる可能性がある．トップアスリートが受けるようなメディカルチェックもステージ医学では非常に少ない．NPO法人芸術家のくすり箱による活動でバレエ団に対するフィジカルチェックや現場帯同によるフットケアが行われており，こうした取り組みの広がりが期待される．現場，いわゆる舞台裏での医学サポートがまだまだ未熟であるという点がステージ医学とスポーツ医学の1番の相違点であるかもしれない．しかし，現場での医学サポートは今後広がっていく活動になるであろう．

3 ▶ ステージ医学に関する社会活動

指導者や団体（協会，連盟など）の医学的理解も必要とされる．スポーツ医学では指導者講習会や団体における医事委員会設置などが行われている一方で，舞台芸術活動における同様な取り組みの報告はほとんどない．舞台芸術活動は個人的に行われることも多いが，本人のみならず指導者などの周囲の人々が医学的問題への理解を深め，アーティストが身体についての相談をしやすい環境を作る必要がある．こうした取り組みへの遅れはスポーツ医学に比較して大きく相違する点といえる．スポーツドクターは日本スポーツ協会などの組織が制度を作り，認定している．現在，舞台芸術に対して同様の資格は存在しない．しかし，舞台芸術の現場で医学活動を行う人やその活動に精通している医師，トレーナーなどが中心となってアーティストの医学サポートを行うためには，専門家を認定する制度を作ることも一案と考えられる．医師やトレーナーに限らず，心理士や栄養士などのサポートも必要とされるかもしれない．パ

表1　ステージ医学とスポーツ医学の共通点と相違点

	共通点	相違点
ステージ医学	・練習の繰り返しによる運動器障害や試合・コンクールでの外傷発生	・指導者とアーティストの関係が強い ・病院での診療が中心 ・専門的医療者が少ない
スポーツ医学	・運動器障害・外傷は種目による特徴がある ・道具や環境が影響する ・競技・パフォーマンス復帰が目標	・医師やトレーナーの現場帯同が盛ん ・メディカルチェックあり ・競技団体の医事活動 ・研究・学術活動が発展

フォーマンスの内容を熟知し，アーティストの気持ちに寄りそった医学サポートを行うことができる医療者の育成が必要である．舞台芸術の医学サポートは医学的根拠に沿って行われるべきであり，そのような学術研究を議論する場が必要である．今やスポーツ医学雑誌は国内外とも充実しており，疫学研究やバイオメカニクス研究など，さまざまな研究成果が報告されている．ステージ医学においてはダンスに関して『Journal of Dance Medicine & Science（JDMS）』などが存在するものの，より一層のステージ医学に関する学会や学術誌の充実が急がれる．

4 ▶ ステージ医学のこれから

　ステージ医学に必要なこととして，アーティストの専門的診療，現場サポート，予防と啓発活動，ステージ医学研究などが考えられる．しかし，個人や小さな団体では活動に限界がある．医学的かつ専門的知識と技術を持つ医療者が関わることはもちろんだが，さらには舞台芸術活動の経験者や，ステージに精通している人々が中心になって活動を行うことがステージ医学の発展には不可欠である．ステージ医学の現状は指導者とアーティストの上下関係が強いうえ，医師とアーティストとの関係は一患者の診療というイメージが強い**（図4）**．これからのステージ医学はアーティストを中心として，医学的問題に対応する人々（指導者，医師，トレーナー，栄養士，心理士，薬剤師，など）がそれぞれ連携しながら集学的診療を行う必要がある**（図5）**．そして，ステージ医学をサポートする団体が環境整備，人材育成，学術活動を通して知識と技術，情報を共有しながらステージ医学のレベルを高めていくべきであろう．

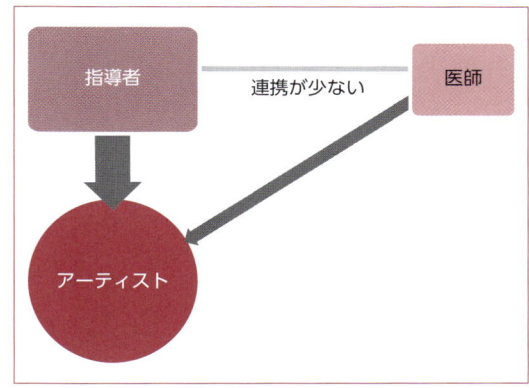

図4　ステージ医学の現状
医師とアーティストは1対1の患者診療というイメージが強く，一方で指導者との上下関係はより強い．

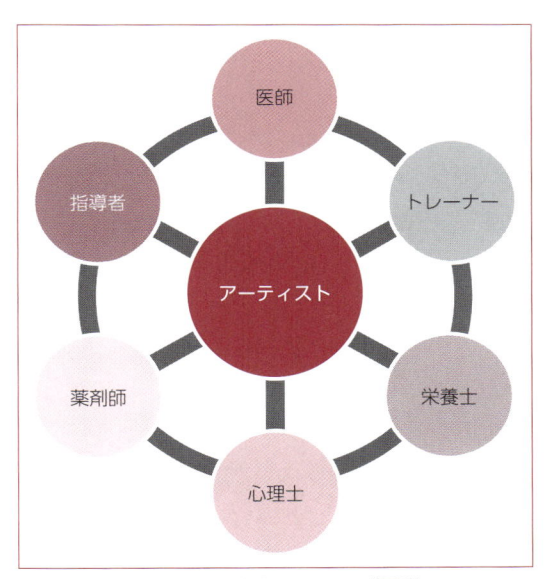

図5　これからのステージ医学
アーティストを中心として，医学的問題に対応する人々が連携しながら集学的診療を行う．

文献
1)　高橋和子：ダンス領域の指導実践上の課題解決のための方策．スポーツ庁平成28年度武道等指導充実・資質向上支援事業報告書，28：1-72，2016
2)　櫻井晃太，佐々木和広，倉　秀治：女子フットサル選手のシューズ選びの実態と下肢障害の関係．靴の医学，33（2）：69-73，2020
3)　向井力哉，寺本篤史，神谷智昭ほか：ストリートダンスにおける運動器外傷・障害の発生状況．整形・災害外科，63（6）：845-849，2020

3　舞台表現者の運動器障害とリハビリテーション

浦邉幸夫・石原萌香

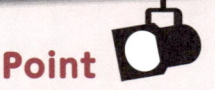

Point

▶ ダンサーにおいて，特に膝関節，足部と足関節，腰部が外傷・障害発生が多い身体部位である．

▶ 復帰後も運動負荷の増強に伴うコンディション変化の確認と対処法を指導する時間の確保が重要．

▶ 理学療法士の視点から臨床と研究を発展させることが舞台表現者の医学的サポートに求められている．

　舞台表現者とは，舞台上でさまざまな身体表現活動を行う芸術家，アーティストを指す．舞台芸術は人々の娯楽として楽しまれるためのものであり，演奏や芝居，身体的パフォーマンスなどの芸術的表現を観衆の前で披露することを前提とする．自身の身体を多彩に動かすなどそれぞれの運動器を介した身体的パフォーマンスを通じ，作曲家や作家，振付家の作品を表現し，観衆へ感動を伝えているのが舞台表現者という存在である．なかでもダンサーはパフォーミングアスリート（performing athlete）と呼ばれるように，スポーツ選手同様に高い身体能力や運動量を求められるが，スポーツではなく芸術の枠組みに属す．ダンスは高度な身体的パフォーマンスだけでなく衣装や舞台装置，そしてダンサーの身体そのものの美しさをもって総合的な芸術として成り立つ点で特徴的である．

　ダンサーのリハビリテーションを実施する際には，芸術的側面を重視する傾向が強い点を念頭においた対応が求められる．また，ダンサーのみならず舞台表現者は誰しも，特にプロとしての活動を行っている者は，厳しい競争の世界にいるために練習や本番をただ「休む」「安静にする」ように指示されることに大きなストレ

スを受ける．このように，外傷や障害を受傷した際，またダンサーが復帰する際には，治療者がダンサー個人の置かれた環境的な背景を理解し，個々の背景に合わせた対応で治療と回復を進めていく姿勢で向き合うことが必要となる．

　本稿では，ダンサーに特徴的な運動器障害およびリハビリテーションについて，芸術的側面を重視するダンサーを医学的立場からサポートする際に重要となる観点とともに概説する．

1 ▶ 運動器障害とリスク因子

　舞台表現者に関する医学および科学的研究分野で，最も多く研究対象となっているのはバレエであり，これまでに多様なレベルのダンサーに関する障害調査が多数発表されている．5年間にわたってプロバレエダンサーに発生した障害を調査した研究では計390例の障害が報告されたほか，外傷よりも障害が多数を占め，75%の障害が下肢に発生していた[1]．加えて，クラシックバレエを主とするダンサーの運動器障害を調べたシステマティックレビューでは，障害の65%が女性ダンサーに発生していた．また，足部の慢性障害が多数であること，保存的治療が選択されることが多いと報告されている[2]．

❶膝関節の傷害

ダンサーに最も多い傷害部位の1つが膝関節である．膝関節周囲の受傷として多いものは，前十字靱帯損傷，半月板損傷等がある．膝関節の受傷には，特にさまざまな方向への多様なジャンプが存在することが関係する．空中での方向転換や移動するジャンプ，一方の脚を高く上げてバランス保持と高い筋力が必要となる片脚着地など，多種多様なジャンプを行う．特に男性ダンサーでは空中で回転しながらの大きなジャンプが多用される．また，ターンアウト（turnout）やアンディオール（en dehors）と呼ばれる下肢の外旋運動およびポジションがバレエの基礎であるが，その際の股関節の可動域制限に起因する膝関節への捻れストレスの増大が，膝関節周囲筋の不均衡と不良アライメントと外傷発生につながる．

❷足部，足関節の傷害

足関節については，男女とも足関節捻挫の発生が高いほか，長母趾屈筋腱腱鞘炎が特徴的な障害である．男女問わずつま先立ちと深い足関節背屈を繰り返す技術特性により，長母趾屈筋への負荷が高まりやすいことが知られている[3]．トゥシューズを着用せず，中足趾節関節を伸展させたつま先立ちで回転などを多用する男性ダンサーでは，繰り返される荷重負荷や着地衝撃によってリスフラン関節損傷や中足骨疲労骨折が多発する．トゥシューズを着用し，足部への荷重が多い女性ダンサーでは，シューズの不適合やスキルの不足も関与し，足関節後方インピンジメント，外反母趾が多く発生している．外反母趾はシューズの影響だけでなく，ターンアウトが不十分な場合には足部への外がえしストレスや足部内側面への過剰な荷重負荷の増大による影響を受けることが指摘されている[4]．

❸腰部の傷害

下肢の運動器障害に次いで腰部の受傷が多く，脊椎分離症や椎間板損傷，慢性的な腰部痛

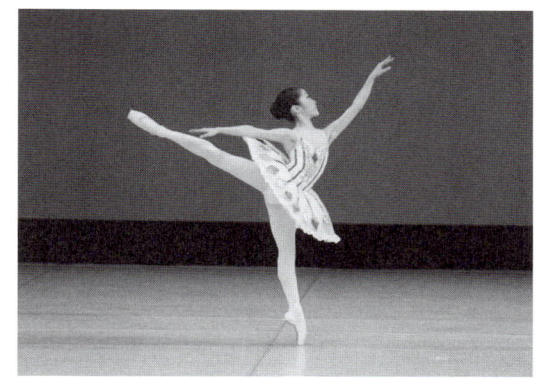

図1　アラベスク

が引き起こされる．大部分は腰部の過剰な伸展に関連しており，アラベスク（arabesque，**図1**）などの技術的なポジションに必要な過伸展姿勢にて体幹筋や臀筋の筋力が不足している場合には，より大きなジャンプや下肢の挙上との複合動作時に受傷する．特に男性ダンサーでは，硬い床上での大きなジャンプの反復による腰部への衝撃や，女性ダンサーのリフト中に過度の腰椎前弯が生じるなどといった特徴的な発生要因が認められる．

2▶リハビリテーションから競技復帰

❶ダンサーの背景に関する情報収集

ダンサーの基本情報（技術レベル，既往歴）に加え，現在取り組んでいる作品（振り付け）の特性やスケジュール，シューズの着用状況や床の状態を含めた練習環境など，ダンサーの背景に関する情報を収集する．特にシューズの種類変更や普段の練習場所を離れて慣れない舞台床上でパフォーマンスを行ったなど，環境要因と運動要因の変化は，ダンサー自身が意図的に変更した場合とそうでない場合がある．いずれにせよ，これらの情報はその後の障害予防およびセルフケア指導に役立つ情報として聴取すべきである．

❷アライメントと関節可動域の評価

特に女性バレエダンサーの場合，全身の関節

弛緩性を有する者が少なくなく，幼少期からのトレーニングによって特に下肢の関節可動域が大きい傾向にある．バレエで要求されるポジションには標準可動域を超えた柔軟性と筋力によるコントロールが要求されるため，複数の機能的ポジションでの可動域評価を行うことが推奨されている．ここでは，特に膝関節障害と外傷発生に大きく関与するターンアウトの評価について特記する．ターンアウトは片脚で90°の外旋，つまり両足でなす角が180°に達する肢位が理想とされ，60°から70°を股関節の外旋で，約30°を膝関節での下腿外旋，残りを足部での外転で達成している．第一に股関節の骨格的構造としての外旋可動域が基準値を下回っていないか評価を行う．次に非荷重位にて他動，非荷重位にて自動，最後に荷重位でのターンアウト可動域を評価する．このすべての評価によって，股関節もしくは膝関節での可動域制限または，骨盤以上の体位によって影響を受けるアライメントによる制限であるかを識別することが重要である．股関節以下で問題がないと判断される場合には，脊柱と骨盤アライメントによる影響を受けている場合がほとんどである．ターンアウトはすべてのポジションや動きの基本となるため，多くの障害や外傷の要因となる可能性が高い．

❸動作分析

動作分析では，受傷機転である動作を観察することで問題の起こる場面や現象を具体的に把握する．ここでは，他のスポーツ選手と比較して，ダンサーがバランス保持に視覚的情報を利用する特性を有することを理解しておく．レッスンや出演の休止からの復帰段階，あるいは継続しながらのリハビリテーションを行う場合に，動作分析はパフォーマンス中の様子を確認するために実施することがある．必要に応じて，リハビリテーション効果の判定，ダンサーへのフィードバックに活用することもできる．

❹問題点の抽出とゴール設定

前述した評価によって得られた情報について関連性や因果関係を整理し，問題点を抽出する．また，ダンサーの主訴，希望，復帰目標とする時期と照らし合わせたゴール設定を行う．主訴に近い問題点は，改善により症状の変化が期待されるものであり，即時的な症状の軽減として短期的ゴールに設定する．主訴から離れた問題点は，不良アライメントや不良動作などの二次的な機能低下および運動負荷の増大とストレスの集中をもたらす．したがって，機能維持と再発予防という長期的視野を含めたゴールとして設定する．評価内容とリハビリテーションプロトコルをダンサーと共有することで，復帰までの過程についてダンサー本人との共通認識を持つことができ，心理的不安感を軽減するとともに最短期間での復帰を目指す．

❺リハビリテーション，経過観察とコンディション変化への対処

リハビリテーションは，①損傷部の組織治癒，②損傷や慢性的な負荷による二次的な機能低下への対応，③根本原因の解決による予防，という主に3つの要素から構成される．組織の損傷程度によって活動レベルを制限し，機能回復に応じて徐々に活動レベルを上げる原則に基づいてリハビリテーションを進めるが，舞台への復帰の際には，見た目の美しさに重きをおいた舞台芸術であることから，他のスポーツ競技のようなサポーター等の装具の使用や，衣装から露出した部分へのテーピング対応などは好まれない．そのため，ダンサーの復帰にはリハビリテーションによる十分な機能回復が必須であることを念頭に置く．

ダンサーのリハビリテーションで難渋しやすいのが可動域の維持である．例として足関節後方インピンジメントをあげる．足関節後方インピンジメントはダンサーのほか，足関節底屈を繰り返すサッカー選手や水泳選手にも多い障害

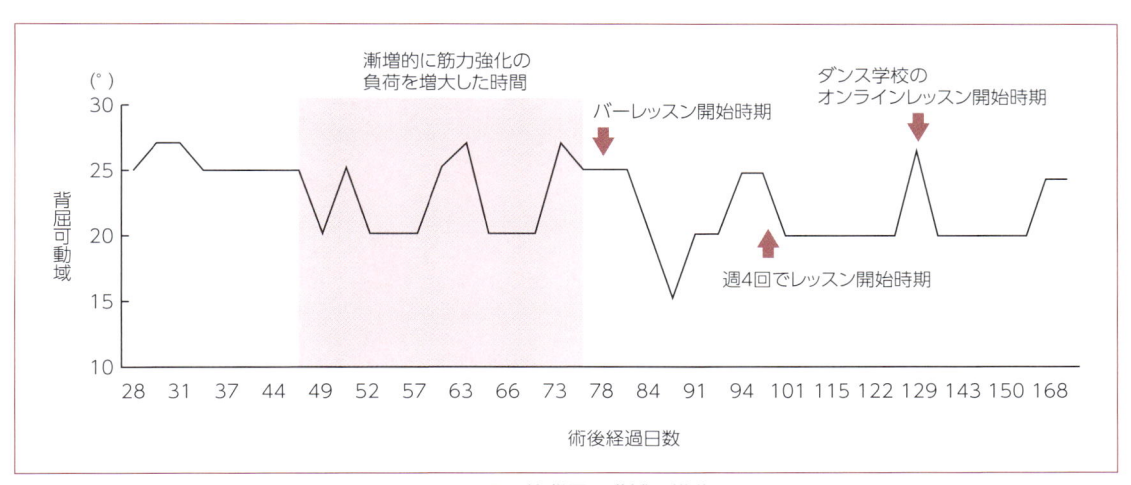

図2　足関節背屈可動域の推移

〔島　俊也，浦辺幸夫，仁井谷学：足関節後方インピンジメント症候群術後に競技復帰に至った大学バレエダンサーの一例．ダンス医科学研究，4（1）：53-58，2021[5)]〕

である．しかし，術後のダンサーの復帰には，その他の競技よりも長い期間を要することが知られている．これは，必要な足関節の可動域が他競技選手よりも大きいためで，さらに受傷前のレベルや運動量に復帰する段階で，トレーニング負荷の増強に伴い患部のコンディショニング変化が起こりうることを念頭に対応すべきである．実際に足関節後方インピンジメント症候群の術後にダンサーが復帰に至るまでには，足関節背屈可動域の変化が報告されている（**図2**）[5)]．十分な運動強度での競技復帰までの経過観察および復帰後のコンディション変化への対処法などについてダンサー本人に指導することが必要である．

3 ▶受傷予防

　海外の主要なバレエ団には医師，理学療法士，トレーナー等のスタッフが存在し，医科学の面から所属ダンサーの健康維持，パフォーマンス向上をサポートする体制がある．一方，本邦では諸外国のように医療者を専任として雇用していない組織が少なくないため，医学的なサポート体制をとる基盤を持たないことがほとんどである．このような面からも，本邦でダンサーの

リハビリテーションにあたる際には，十分な機能回復を達成させることに加え，ダンサー自身が受傷予防に取り組むための教育が重要である．

　近年注目されているのが，運動負荷の面からの障害予防である．急激な高い負荷や，高強度な負荷の蓄積は受傷リスクの1つであるため，この負荷量をモニタリングすることで受傷リスクの軽減に役立てることができる．運動負荷の算出は，心拍数を用いる方法や特別な機器を使用して加速度など詳細なデータをもとに算出する方法などさまざまであるが，近年サッカーや野球で使用されているAcute Chronic Workload Ratio（ACWR）は簡便に算出できる．ACWRは，9日間の累積負荷を acute workload（急性負荷），28日間の累積負荷を chronic workload（慢性負荷）とし，慢性負荷に対する急性負荷の割合を算出する．ACWRの値が0.7～1.3が最適とされており，この範囲内に日々の運動負荷量を収めることで受傷リスクの軽減につながる．ダンサーは，作品の振り付けや役によって個人の運動負荷が異なる点で，詳細な算出が比較的困難であるが，ACWRは簡便に負荷量を監視できる1手段として利用してもよいと筆者らは考える．

4▶舞台表現者のための医学的サポート

ダンサーに対する医学，科学的研究や介入によるサポートは広まりつつある．1990年にアメリカで設立された International Association for Dance Medicine & Science（IADMS）は，さまざまなダンスの医科学に特化した国際学会を開催するほか，『Journal of Dance Medicine & Science（JDMS）』を発行し，原著論文と医学もしくは教育的総説を掲載し，障害予防，治療，リハビリテーション，パフォーマンス向上に関連した情報を発信している．本邦においては，2010年に日本ダンス医科学研究会が設立され，医師や理学療法士などの臨床家とダンサー，ダンス教育者等の垣根を超えた情報交換が行われている．機能回復と競技復帰，そして障害予防まで関わる理学療法士が研究的視点を持ち，多様な舞台芸術に関わる研究と現場をつなぐ役割を担って研究を続けることで，舞台表

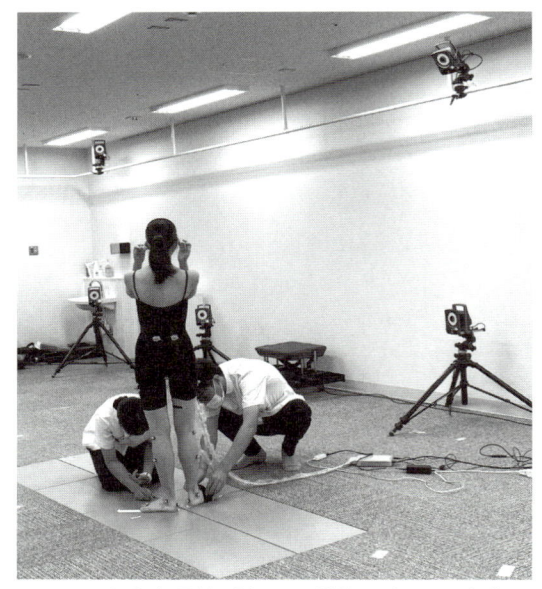

図3　舞台表現者に対する医学的サポートの実践

現者に対する今後の医学的サポートをさらに発展させることができると期待している（**図3**）．

文献

1) Nilsson, C., Leanderson, J., Wykman, A. et al.: The injury panorama in a Swedish professional ballet company. Knee Surg Sports Traumatol Athrosc, 9（1）：242-246，2001

2) Prakash, A.A.: Medical attention seeking dance injuries: systematic review of case reports. Phys Sportsmed, 45（1）：448-454，2017

3) Ishihara, H., Maeda, N., Komiya, M., et al.: Investigation of the relationship between the morphology of the toe flexor muscles in ballet dancers and the postural stability during standing on demi-pointe: a cross-sectional study. J Dance Med Sci, 26（4）：205-212，2022

4) Ishihara, H., Maeda, N., Komiya, M.: The vertical mobility of the first tarsometatarsal joint during demi-plié with forced turnout in ballet dancers. Sci Rep, 14（1）：15321，2024

5) 島　俊也，浦辺幸夫，仁井谷学：足関節後方インピンジメント症候群術後に競技復帰に至った大学バレエダンサーの一例．ダンス医科学研究，4（1）：53-58，2021

4 審美系スポーツ選手と舞台表現者の腰痛 ─ Mobilization と Stabilization ─

藤本秀太郎・西良浩一・藤谷順三

Point

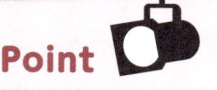

▶ 舞台表現者の腰痛頻度は高く，過伸展が原因である点は，審美系競技に類似する.

▶ アスリートでは下位腰椎が障害しやすいが，舞台表現者や審美系競技では上位腰椎にも注目すべき.

▶ 腰部障害予防には，胸椎 mobilization に加え，腰椎 stabilization が重要となる.

1 ▶ 審美系スポーツ選手の腰痛と舞台表現者の腰痛

スポーツ障害として代表的な疾患は，腰椎分離症，腰椎椎間板ヘルニア，椎間関節障害，腰椎椎間板症などである. いずれも，パフォーマンス中に可動性が多い椎間である下位腰椎に多発している. 新体操は審美系競技の1つである. 通常のアスリートとは異なり，ダンスや体操競技のようなきわめて高い全脊柱の柔軟性が要請される. Sebeti, M. らは，144 名の新体操選手を解析し，通常の3倍のスポーツ障害の発生を報告している. 特に，脊椎の障害は高頻度に見られている. Gram, M. C. D. らも新体操選手 107 名を調査して，きわめて高率なオーバーユース（overuse）障害を報告している. 特に，膝，腰，股関節の障害多発に警鐘を鳴らしている. 橘ら[1]の報告によれば，一般人では，全腰椎の伸展運動の 54.4% を L4/5/s の2椎間で動いている. 一方，新体操選手では，L4/5/s の可動性は46.8% にとどまり，上位の可動性が高まっていた. つまりパフォーマンス中は上位腰椎負荷が通常より高いことを意味している. すなわち，新体操選手の脊柱の特徴として，強い腰椎前弯と上位腰椎レベルでの大きい可動性を挙げられ，パフォーマンス中も通常とは異なる脊柱部位へのオーバーロード（over loading）が考えられる.

舞台表現者として代表されるダンサーにも腰痛は多発している. Henn, E. D. らはダンサーと腰痛に関する 33 編の論文をレビューし，クラシックバレエダンサーでは 57%，モダンバレエダンサーには 27%，そしてヒップホップダンサーでは 61% の腰痛発生頻度を報告している. さらに 289 人のダンサーの問診より，88.9% が過去に腰痛既往ありと回答しており，ダンサーの腰痛は決して見逃すことができない発生頻度である. Gottschlich, L. M. と Young, C. C. は，疾患別に検討した結果，腰椎分離症・分離すべり症では，ダンサーは一般人の4倍の発生頻度であると報告している. 特に，胸椎，腰椎を過伸展することが原因と考察している. ダンサーのなかでも審美系の要素が増えてくると，さらなる過伸展が要請され，特有の障害が生じることが予想される. 次節では，審美系スポーツとしての新体操選手の腰痛の特徴を解説する.

2 ▶ 新体操選手の腰痛

これまで全日本クラスの女子新体操選手が筆者らの外来を8名受診している. 年齢は 14 〜

17歳，平均15.6歳であった．障害高位は，下位胸椎が2例，上位腰椎が5例，1例のみが下位腰椎に生じていた．腰部障害は下位腰椎に生じるというアスリートの常識は，審美系競技には通じないことを知っておく必要がある．アスリートが腰痛で受診した際，スポーツドクターの視点は下位腰椎に注ぎがちであるが，審美系競技では，下位胸椎から上位腰椎に障害が多発していることを知っておくことが，早期確定診断につながることを強調したい．また，障害の内訳としては，分離症が最多で4例であった．その他，骨端輪骨折が2例，椎間関節炎とtype1モディック変化がそれぞれ1例であった．

❶ 症例1：胸椎分離症

主訴は腰痛．腰椎CTとMRIにて異常所見が見られないため，紹介となった．圧痛が胸腰椎以降部の右側に明瞭であった．脊柱伸展で腰痛が増強した．MRIのT1強調像やT2強調像では異常が見られず，STIR-MRIを追加した．通常のT1，T2撮影と異なり，炎症や骨折などを鋭敏に描出可能な撮像方法で，分離症などの疲労骨折診断のときにも，骨髄浮腫の同定には最も適している．特に，圧痛が見られた下位胸椎を中心に依頼した．T10及びT11椎弓根の

右側に明瞭な骨髄浮腫が見られ，超早期あるいは初期分離症を示唆する所見であった（**図1**）．胸椎CTにてT10の骨吸収像が認められ，胸椎疲労骨折，胸椎分離症の診断となった．国際大会が近く，上位胸椎mobilizationなど障害部位以外のストレッチを中心にコンディショニングを行い競技継続した．

❷ 症例2：L1骨端輪骨折

合宿中に急性腰痛が生じた．歩行困難なほどの強い急性腰痛であった．T1強調MRI，T2強調MRIにて異常所見は観察されず，安静が指示された．1ヵ月の安静も強い腰痛は改善せず，腰痛のため特に前屈が不可能な状態であった．チームの監督の要請でセカンドオピニオン受診となった．胸腰椎を中心とした強い棘突起の圧痛に加え，強い屈曲時痛であった．1ヵ月安静にもかかわらず強い腰痛が続いており，STIR-MRIを追加撮像した．L1尾側隅角に強いシグナル変化が見られた（**図2a**）．骨端輪剥離骨折を強く疑いCTを撮影した．明瞭な剥離骨折が明らかとなった（**図2b**）．骨端輪剥離骨折の診断のもと，骨癒合を目指し，ジュエット装具を装着した．骨癒合が得られ，疼痛も消失したが，同部周囲には強い不撓性を遺残する結果となった．しかしながら，それ以外の可動

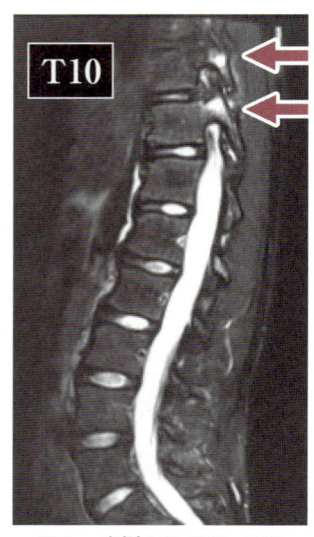

図1　症例1のSTIR-MRI

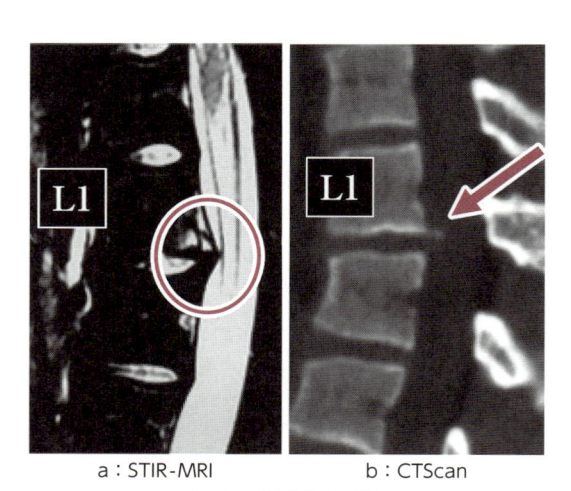

a：STIR-MRI　　　　　b：CTScan
図2　症例2の画像

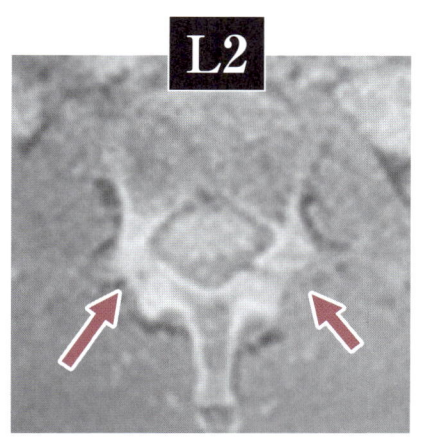

図3　症例3のCT-like MRI

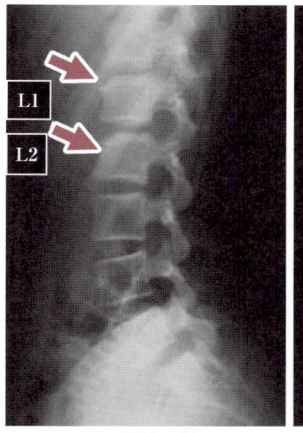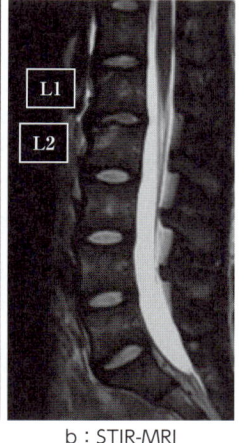

a：単純X線　　　　　b：STIR-MRI
図4　症例4の初診時画像

性を高め，高いパフォーマンスで競技生活を続けた.

❸症例3：L2分離症

　練習中に強い腰痛が出現した．右に強い腰痛であった．以前左腰痛の既往があった．MRIが撮像され，初期分離症と診断された．担当ドクターから骨癒合の可能性が高いため，硬性体幹装具装着と競技休止が指示された．しかしながら，国内予選，引き続くアジア大会の出場希望が高く，競技継続を強く希望した．コーチの勧めで，セカンドオピニオン受診した．**図3**にCT-like MRIを示す．最近では，分離症診断にはSTIR-MRIでの骨髄浮腫，CT-like MRIでの骨吸収や骨折線を参考にしている．令和の発育期分離症診断はCTフリーの時代である．子どものX線被曝を最小限とする方針であり，今，日本中にこのムーブメントが起きている．STIR-MRIでは，右側椎弓根の骨髄浮腫と周囲の軟部組織の浮腫が，左側では骨髄浮腫は見られず骨外変化のみが確認された．一方，CT-like MRIでは，左の骨折線が明瞭である（**図3**）．従って，右初期分離症，左進行期分離症の診断が得られた．競技続行の強い希望に対し，競技継続すると分離症は両側とも終末期の偽関節になる可能性が高いことを，本人と母親，コーチに説明した．相談の結果，競技継続で，痛みの

ない終末期の分離症になるという選択となった．短期間，腰椎伸展予防のためMaxbelt S3（日本シグマックス）のような装具を装着し，胸椎伸展・股関節伸展のmobilization，大腿四頭筋のストレッチなど，後述するJoint by Joint Theoryに順じコンディショニングを行った．疼痛は軽減し，国内大会で優秀な成績を収め，アジア大会に出場した．その後も，終末期分離症となっているが，コンディショニングを継続し競技を続けている．

❹症例4：L1とL2　Type1モディック変化

　前屈時の慢性腰痛である．競技はできるが屈曲時痛が伴うため，前転から起き上がるときに腰痛があり，チームの前転スピードについていけなかった．確定診断目的にセカンドオピニオンされた．**図4a**に初診時単純X線を示す．発育期選手であるが，側面像にて，L1とL2椎体に楔状化が見られている．MRIを**図4b**に示す．楔上部椎体隅角は，T1にて低信号，T2にて高信号，STIRにて高信号が明瞭であり，Type1モディック変化と診断された．同部位のオーバーロードを疑い，単純X線の機能撮影を行ったところ，屈曲時に下位腰椎が可動しておらず，上位腰椎のみで屈曲していた．このような腰椎キネマティクス異常が導く上位腰椎

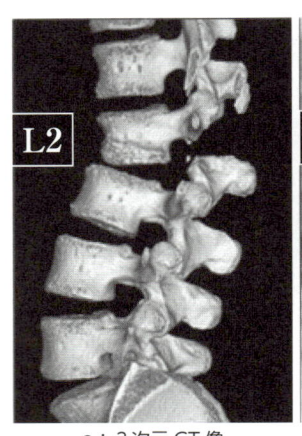 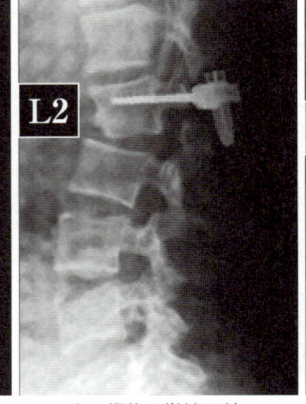 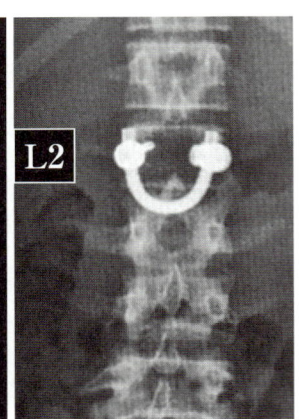

a：3次元 CT 像　　　　b：術後の単純 X 線　　　　c：術後の単純 X 線（正面）

図5　症例5の画像

へのオーバーロードがモディック変化を生じているものと推察した．保存療法は，この下位腰椎のキネマティクスを正常化させることであった．コンディショニング後，下位腰椎の屈曲可動性が正常化し，それに伴い腰痛も消失した．前転のスピードもチームについていけるようになった．

❺症例 5：L2 分離症手術症例

慢性腰痛症例である．腰椎屈曲時及び伸展時の腰痛である．L2 分離症終末期に加え，局所後弯変形（**図5**），L2-L3 椎体に Type1 モディック変化が明瞭であった．モディック変化による前屈時痛と分離部由来の伸展時痛と診断した．ブロック療法にも抵抗性であるため，手術が企画された．一般的には，PLIF/TLIF が適応される．新体操継続志望があり，可動性温存手術として smiley face rod 法が選択された（**図5**）．Smiley face rod 法は強固な安定性に加え，術後可動性温存が得られアスリートにも応用されている．局所後弯変形は残存しているが，局所制動性が得られることで慢性腰痛は消失し，競技復帰を果たした．高校生全国大会でも優秀な成績を収め，引退した．

3▶舞台表現者の腰痛に対するリハビリテーションのポイント—mobilization と stabilization—

腰痛リハビリテーションの原則は Joint by Joint Theory[2] を理解する必要がある．人体の関節は，mobility joint と stability joint に分けられ，これらが交互に存在するのである．胸椎と股関節は mobilization joint である．これらに挟まれた腰椎は stability joint である．胸椎には肋骨があり可動しにくい，さらに股関節は周囲のハムストリングスや大腿四頭筋が硬くなると可動性が失われやすい．これらの部位は，あえて動くようにストレッチングを行うわけである．一方，元々可動性が高い腰椎は，stabilization が要請される．動きやすい部位をあえて動かないように体幹コアで固めるのである．動きやすく障害の多発している腰部は動かさないように stability を上げるのである．

舞台表現者，審美系競技者ともに，過伸展による後方支持組織の障害が多発していることをふまえ，筆者らは胸椎の伸展及び，回旋ストレッチングに重点を置いている．そのうえで，体幹コア・stabilization を指導している．**図6**に胸椎 mobilization exercise を示す．腰椎の5椎に比べ，胸椎は 12 椎もある．胸椎の mobilization を高めることで，腰椎の運動中の負荷が減少するとの

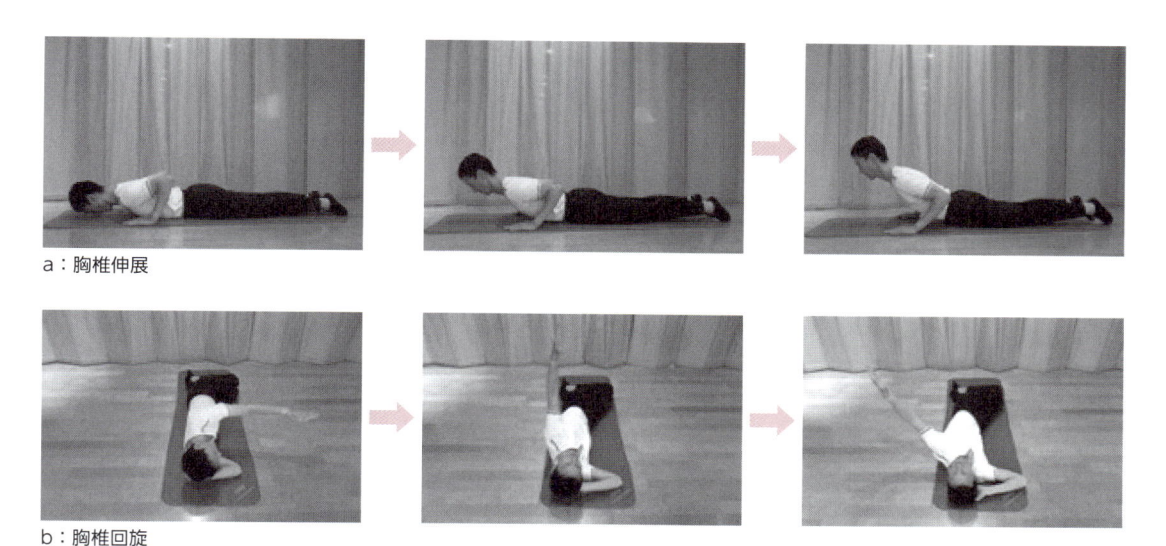

a：胸椎伸展

b：胸椎回旋

図6 胸椎 mobilization exercise

考えである[3]．審美系では下位胸椎も障害の対象となるため，そのような場合には上位から中位胸椎の mobilization を高める．

近年，ヨガやピラティスなど，キネマティック・コントロール・エクササイズも普及している．基本的には腰部は stability を意識し，そのうえで，他の部位を分離運動として可動させるのである．腰部安定化を意識させ，胸椎回旋，胸椎屈曲，上下肢分離運動を行うことで，パフォーマンス中，腰部を動かさずに他の部位を動かすといった体幹キネマティクスを実現することが可能となる．

4 ▶ キネマティック・コントロール

舞台表現者には腰痛が多発している．なかでも審美系の要素が加わると，障害が上位腰椎や下位胸椎にも生じることを念頭に診断に臨む必要がある．保存療法の根底は運動療法である．Joint by Joint Theory は知っておくべき運動療法の基本理念である．胸椎と股関節の mobilization，及び腰椎の stabilization を行うことが肝要である．これらを同時に行えるキネマティック・コントロールの概念がさらに広まることを期待している．

文献

1) 橘 安貴子，眞鍋裕昭，西良浩一：新体操選手の体幹障害．臨床スポーツ医学，37（1）；30-35，2020
2) Cook, G.: Movement: Functional movement systems. On Target Publications, Aptos, 2010
3) Sairyo, K., Fujitani, J., Kasamasu, T.: A basic exercise strategy for low back pain：mini review. EC Orthopaedics, 12（8）；90-93, 2021

5 舞台表現者のフットケア

高山かおる

Point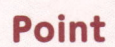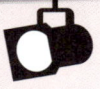

▶ 足底の皮膚は角層が厚くできており，足白癬，胼胝・鶏眼などが頻繁に生じる．
▶ 足の爪は床反力を受け止める役割を果たすが，陥入爪や巻き爪，爪甲脱落などを起こしやすい．
▶ 足は爪の周囲も含め洗う，爪を適切に管理する，適切な靴を履くなどが足の健康維持につながる．

　人は2本の足で歩く．この構造は手の技巧性を高め，文明を築いてきた．その足の構造は足の甲の部分がひろく，先端部にだけ足全体にくらべれば短めの趾がついていて，地面をとらえ，あおり歩行を可能にしている．足には当然のことながら体重がかかり，その力は1歩につき体重の1.2倍といわれている．足はせいぜい100～150cm² 程度の面積しかなく，体のなかの非常に小さい構造物である．しかしその小さな構造物「足」は我々の移動を支えることはもちろんのこと，舞台での表現においても「美」と「機能」を備える部位として活躍している．それほどの大きな力に耐えうるのは，人間の足のアーチ構造のおかげだ．足の構造は両足で種子骨をいれると全身の1/4にあたる56個もの骨でなりたち，その多くが靭帯や筋肉でむすばれ，関節を形成している．「モナ・リザ」などで知られる芸術家の da Vinci, L. はその構造を人間工学上，最大の傑作であり，そしてまた最高の芸術作品であると言い表したという有名な話がある．一方で足は常に強い外力や汚れにさらされるためトラブルも多い．本稿では足の爪や皮膚の備える構造について理解を深めつつ，よく経験する足の皮膚・爪のトラブルについて知って

いただきたい．また，舞台表現者が美と機能を兼ね備えるためのフットケアの知識についてまとめる．

1 ▶ 足の皮膚・爪の構造と役割

　皮膚は通常表皮，真皮，脂肪組織からなる．表皮には角層があり，体の表面を覆っている．皮膚には保護作用，体温調節，分泌作用，吸収作用，呼吸作用，知覚作用があり，地球上で地に足をついて生活できるような構造を備えている．地につく足に関していえば保護作用が強く，滑り止めでもある汗がよくでることからわかるように分泌作用や，痛みから体を危険から守る知覚作用がより強い部位である．

❶足の皮膚の特徴

　足の裏の皮膚は，外力から体を守るために他の部位よりも厚い表皮と角層からできている．毛が生えないことからわかるように毛包が存在しない．毛包には脂腺がついていて，皮脂が分泌されているが，足にはその構造が欠落することになる．また有色人種であっても足裏の皮膚は白いことからメラニンがほとんど存在しないことがわかる．角質にはバリアの3因子といわれる皮脂と天然保湿成分，細胞間脂質が備わっ

ているが，足の裏には皮脂が少なく，角層が厚いため保湿因子は枯渇状態で，細胞間脂質も少ない．その代わり汗が多く分泌し保護作用を発揮している．そして心臓からもっとも遠い部位で，かつ地面にもっとも近い部位であるため末梢循環が滞りやすい．循環が悪いと足の冷えや，皮膚の代謝の低下がおこり，リフレッシュした角層ができるのにもより時間がかかる．つまり足底部の皮膚は外力には強いが，古い角質がこびりつきやすく乾燥しやすい．かかとがガサガサになったり，き裂ができたりするのもこのためである．

❷爪の構造と役割

　足の爪はおよそ拇趾で1〜2mmの厚みがあり，1ヵ月に1〜2mm伸びる．爪は爪母という部位でつくられる．爪母は白い半月型をしている部分で皮膚に覆われている部位に根元がある（**図1**）．爪母でつくられた爪は爪床というベルトコンベアの上にのって指（足の場合は趾）の先へと運ばれて形成される．つまり，皮膚の

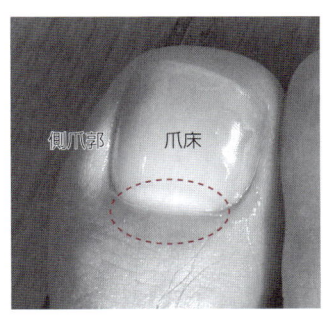

図1　爪の構造（上から）
点線囲み部分が爪母．

側爪郭　爪床

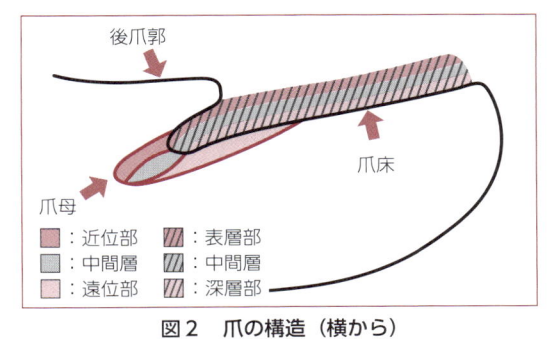

後爪郭

爪床

爪母

- ■：近位部　▨：表層部
- ■：中間層　▨：中間層
- ■：遠位部　▨：深層部

図2　爪の構造（横から）
爪母は近位部，中間層，遠位部からなる．

付属器の1つである．爪は爪母の近位部から作られる表層部，中間部から作られる中間部，遠位部から作られる深層部の3層で成り立つ（**図2**）．爪は骨の成分でできていると間違われやすいが，皮膚の構造をつくるケラチン蛋白でつくられている．通常の皮膚よりも硬い角層で成り立つが，水分を含むとやや柔らかさを増すなど柔軟性をもっている．指（趾）先を覆うように存在し，指先の保護，指先の感覚を敏感にする，指先の力のバランスをとるなどの役割を果たしている．指先の先端まで力をつたえるには，硬い爪がやわらかい皮膚を覆っている必要があり，開いたり，湾曲したりして，力のバランスをとっている．歩行するときに，遊脚期の最後に足趾の先で地面を押し出すような力がかかるが，そのときに爪が多いに役立っており，「爪は小さな運動器」であるといえる．

2▶舞台表現者の足爪トラブル

　皮膚や爪の役割を知ると，足の皮膚や爪が健康である必要性がより明確になる．皮膚や爪がトラブルになるということは正常構造と機能に問題が生じたことを意味している．足に頻繁に起こると予想される疾患を皮膚と爪でそれぞれとりあげ解説する．

❶皮膚のトラブル

1）足白癬

　いわゆる「水虫」のことである．足白癬に罹患している人から剥がれ落ちた皮膚に白癬菌は生息している．地面に落ちている白癬菌を踏むと，皮膚の角層に感染する．多くの場合は踏んでも自然に脱落するため感染が成立することはないが，皮膚に小さな傷があったり，趾間部にはさまったりすると感染が成立する．そのため症状は趾間部から始まることが多いが，足底部にも生じる．白癬菌に対する免疫が働いて湿疹反応がおこり水疱や輪状の鱗屑（かわむけ）を生じ，かゆみが起こる．慢性的に感染がつづく

と角質が増加するが，こうなるとあまりかゆみは感じないことが多くなり，自覚症状を欠くために治療されずに放置されてしまうことがある．足白癬は日本人の5人に1人がかかるといわれる国民病[1]で，とくに裸足での環境下では蔓延する．感染が成立するにはおよそ24時間かかるといわれており，そのため自宅などに帰った後，1日1回しっかり足の趾間部をふくめ洗浄することが予防のために大切である．足白癬が治らずにいると爪白癬に進展していく．

治療には外用薬があり，効果は高い．ほとんどの薬は1日1回足全体に1〜2ヵ月外用をすることで治癒できるが，爪白癬の場合は専門の外用薬をぬるが，罹患範囲が広い，または爪が分厚くなってしまったときには内服薬を使用する必要がある．

2）胼胝・鶏眼

いわゆる「たこ」と，「うおのめ」のことである．どちらも角質の増殖であるが，胼胝（たこ，**図3**）は丘状に盛り上がったものを指し，鶏眼（うおのめ，**図4**）は中に芯のあるように見えるものを指す．強い圧力が同一の場所にかかると生じるもので，特に鶏眼は楔形をしているため，痛みを伴う．競技特性などで外力が強くかかる部位に生じる角質増殖もあるが，皮膚にねじれるようなせん断力がかかるとできるものなので，その部位になんらかの異常な無理な力が働いてしまっていることになる．特によくできるのは足裏の前のほうや小趾外側，拇趾内側などで，足裏前方のものは靴のなかで足の前滑り，小趾外側は靴との擦れ，拇趾内側は回内といって拇趾の軸が内側に回旋して，母趾の内側で強くけりだしているためにできることが多い．

対処療法的にはサリチル酸が付着したテープを貼ったり，硬いところを削ったりするが，根本的治療は圧力をとることである．足の周りのフットウェアなどの環境や，演技や演奏中の姿勢などに留意する必要がある．

❷爪のトラブル

1）陥入爪・巻き爪

陥入爪（**図5**）とは爪がその周りの皮膚に刺

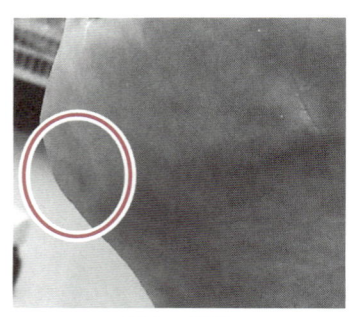

図3 胼胝

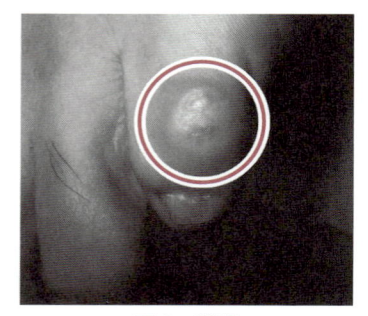

図4 鶏眼

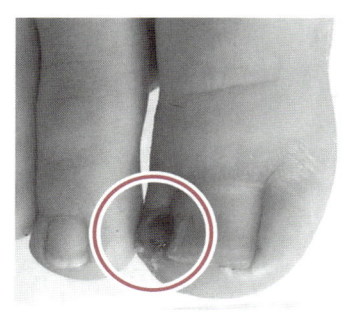

図5 陥入爪

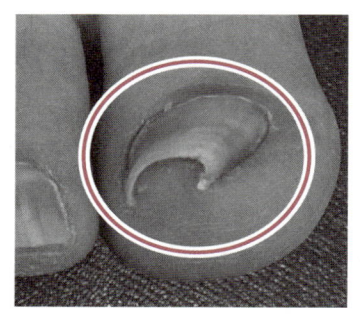

図6 巻き爪

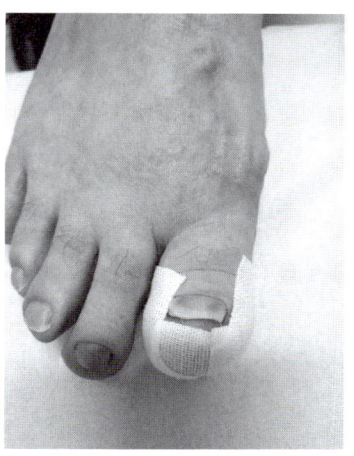

図7 爪が欠損したあとに，伸びてくる過程で行うテーピングの方法
前方と側方にひっぱるように3枚貼っている

さりこんで炎症を起こすことを指す．発赤腫脹を伴うほか，悪化すると，盛り上がった赤い肉（肉芽）ができ，さらに強い痛みを生じる．一方巻き爪（**図6**）は，爪が先にいくにつれ湾曲している状態を指す．湾曲して幅が狭くなり，爪床を挟むようになるので痛みをともなうこともあるが，痛まない場合も多い．有病率は30%といわれ，疼痛などのトラブルのほか，爪が切りにくくなって困るという訴えも多い．陥入爪は主に爪の端を斜めに切り込むバイアス切りが招くが，巻き爪が原因となって生じることもある．また爪の出口である基部のあたりで陥入することもあり後爪郭爪刺と呼ばれる．爪が前に伸びることができなくなる環境下で生じるもので靴の影響やつま先への負担が大きいと考えられる病態である．巻き爪はさまざまな原因があるが，足関節可動域が減少し，しっかり趾の腹をつかって歩くことが減ったり，外反母趾変形があったりすると生じることがある[2]．

陥入爪の治療は爪が刺さっているところをみつけて除去したり，爪と皮膚の間にコットンや不織布をはさんだり，側縁をひっぱるテーピングをする．どうしても炎症が強いときには爪の横を楔状に切る手術をするが，このとき側縁の爪母の部分を薬品で腐食させて生えなくするフェノール法という治療法もあり，繰り返す頻度が高いひとには，爪幅をある程度保つようにしながら行うことがある．

2）爪の脱落

大きな力がかかると爪甲と爪床がむりやりはがされた状態になり爪甲下に出血し，その後爪が脱落することがある．初期には痛みがあるが，出血が吸収されてくると痛みは改善する．そのためついつい放置してしまうことが多いが，爪が脱落したあと爪は正常に伸びることができず，分厚い爪が重なる鉤彎爪とよばれる爪のトラブルを起こすことがある．審美的にも劣るほか，爪が厚いので靴にぶつかって痛い，切りにくくて清潔に保ちにくくなるなどさまざまなトラブルにつながる．なにより正常を逸脱した厚い爪は下肢機能に影響することがわかっている[3]．

確立した治療はないため，爪の脱落が繰り返される環境を見なおし，鉤彎爪を予防する必要がある．その1つの方法は爪が脱落した際に，テーピングをすること（**図7**）と靴の環境を足趾にあたらないものに変えることである（次節**❷**）．新しい爪が先端に伸びるまでには6〜12ヵ月かかる．新しい爪に置き換わるまで，予防の意識をもって対応することが必要である．

3▶ トラブル回避のためのフットケア

足の皮膚や爪のトラブルには，足をとりまくフットウェアの環境と足にかかる外力が関係している．トラブルを生じないためには足に対するスキンケアの習慣をもつことと，日常身に着ける適切なフットウェア選びが必要である．

❶ポイント1：足に対するスキンケアの習慣

足の爪は趾の先にあわせる長さで，スクエアオフに整える．爪は刃先のまっすぐなよく切れる爪切りを用いて，途中で爪が割れないように

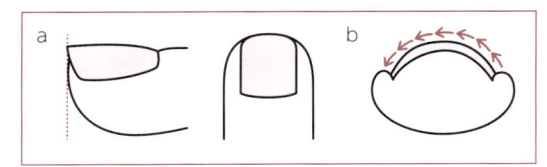

図8　爪の切り方
a：爪の長さは足趾の先端までで，スクエアオフに整える．
b：爪を切るときは刃先のまっすぐな爪切りをつかい，端から端まですこしずつ切ることを意識する．

端から端まで少しずつ切っていき，四角い形にする．角は切り残さないように切り，のちにやすりをかけて丸める（スクエアオフカット）（**図8**）．爪の周囲をブラシで洗浄して，角質をためないようにする．このように洗うことで，爪と皮膚との境界が明瞭になり爪切りによる切りすぎや傷つけるなどのトラブルを防ぐことができる．足趾間もブラシで丁寧に洗い，洗浄後足全体を保湿する．そのときに爪にも保湿を行う．足趾間をしっかり洗うことで白癬菌の感染を予防できるほか，普段意識しない部位を丁寧に触ることは足趾の動きや感覚の改善にもつながりうる．

❷ポイント2：正しい靴選び

靴はなにより TPO を守り，普段の生活のなかでは歩くのにふさわしい靴を選んで履くことが大切である．歩くのに適切な靴とは，靴紐・ベルトで足の甲に固定できること，つま先の形にゆとりがあること，かかとの形が合っていてしっかりサポートできること，靴底は柔らかすぎず足趾の付け根で曲がることなどが条件である．自分の足のサイズに合ったものを選んで履くようにする．靴のサイズは実際に着用してみないとわからないことが多いので，試着が大切である．インターネットなどで購入するときも，合わなかったら交換ができるかどうかなどを確かめてから購入するとよい．そして何よりかかとにあわせて靴を履き，紐やベルトを脱ぎ履きするたびに緩めたり締めたりすることに手間を惜しまないようにする．

4▶フットケアの継続

フットケアは歯の健康を保つための口腔ケアと似ている．歯は毎日磨くこと，積極的に治療にいくことが習慣化し，80歳になっても20本の歯をのこす8020を多くの人が達成している．そのほかにもかみ合わせは姿勢を保つことに役立っているといわれる．足の環境を整えるフットケアを日常的に行うことは，疾患の予防という意味合いだけではなく，審美的・機能的にすぐれた足を育て，機能をキープする．そのため舞台表現をするためというだけではなく，人生の各ステージにおいて継続的に行うことが大切だ．

文献

1）渡辺晋一，西本勝太郎，浅沼廣幸ほか：本邦における足・爪白癬の疫学調査成績．日皮会誌，111（14）；2101-2112，2001
2）今井亜希子，伊藤裕子，上田暢彦ほか：足趾巻き爪の形成要因となり得る運動機能障害と足趾変形に関する解析．日皮会誌，133（11）；2589-2597，2023
3）Imai A., Takayama, K., Satoh, T., et al.: Ingrown nails and pachyonychia of the great toes impair lower limb functions: improvement of limb dysfunction by medical foot care. Int J Dermatol, 55（2）；215-220，2011

6 女性舞台表現者の健康管理

江夏亜希子

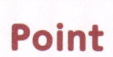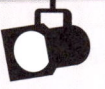

Point

▶ 舞台表現者の女性特有の健康問題は女性アスリートのそれと共通するところが多い.

▶ パフォーマンスに影響を及ぼす月経痛や無月経に対する治療は，将来的な健康リスクを軽減させる.

▶ 婦人科疾患の多くは予防や早期発見・治療が可能であり，かかりつけ婦人科医を持つことが望ましい.

　舞台表現者，すなわちステージ上で演劇，舞踊などを行う俳優，ダンサーなどは，身体を隅々まで使って表現するために厳しいトレーニングを行っている．そのうえ，体重制限を課されることも多く，身体的な負担はスポーツ選手（アスリート）と類似することが多い.

　スポーツの祭典とされる近代オリンピックは，1896年に古代オリンピックに倣い女人禁制で始まった．それから100年余，女性の社会進出と共に女性が参加できる種目が増え，ほとんどの競技が男女ともに行われるようになった．その間，女性にどのような健康問題が生じるか，妊孕性への影響も含めてデータが集積されてきた．本邦でも2021年に開催された第30回東京大会が追い風となり，日本人女性アスリートの健康問題がデータとしてまとめられ，医学的なサポート体制を整えようという機運が高まっている.

　スポーツ（身体活動）に関係する女性特有の健康問題は，

① 過度なトレーニングによる健康問題：女性アスリートの三主徴（female athlete triad：FAT，利用可能エネルギー不足，無月経，骨粗鬆症）など

② パフォーマンスに影響を及ぼす月経随伴症状やホルモン変動に伴う体調不良：月経困難症，過多月経，月経前症候群，更年期症候群などの2点に大きく分けられる．また選手生命が伸びたことから妊娠中，産後のトレーニングの可否，方法についても注目が集まり，成果がまとめられ，インターネットからでも閲覧が可能である[1〜3]．このなかから女性舞台表現者の健康管理にも共通するポイントを紹介する.

1 ▶ 月経の基礎知識

　日本産科婦人科学会は「約1か月の周期で起こり，限られた日数で自然に止まる子宮内膜からの周期的出血」を月経と定義し，初経年齢10〜14歳（平均12.5歳），周期日数25〜38日（変動±6日以内），持続日数3〜7日（平均4.6日）を正常としている．しかし月経は妊娠が起こらなかった際に起こる出血に過ぎず，妊娠して子孫を残すために注目すべきは，女性が持つ配偶子（卵子）を排出する「排卵」とそれに伴うホルモンの変動である．まずは排卵と月経のメカニズムについて解説する.

　女性の下腹部，腟の奥には鶏卵大の子宮と，その左右に伸びた卵管とその先に母指頭大の卵

巣がある．卵巣に持つ卵子の数は胎生6ヵ月の700万個をピークに，出生時約200万個，10歳頃に30万個，20歳で10万個と排卵の有無にかかわらず減り続け，40歳では約1万個，そして50歳前後で0個になり閉経を迎える．閉経年齢は45～56歳が正常とされ，その間に1年間無月経が続いた時点で閉経とみなされるが，閉経年齢は昔も今も，初経年齢や妊娠・出産の回数による変動がないとされる．

排卵・月経の仕組みを**図1**に示す．司令塔は間脳の視床下部にあり，月経が始まると視床下部からの指令で下垂体からFSH（卵胞刺激ホルモン）が分泌され，血流に乗り卵巣に届く．卵巣では数十個の卵子が選ばれ，その周囲に水風船のような卵胞が作られ，そのなかから1個だけが約2cm大まで大きく育つ．卵胞の表面にある細胞から分泌された女性ホルモン・エストロゲン（estrogen：E），そのなかで最も作用が強いエストラジオール（E2）が血流に乗って全身に届く．それを受け，子宮では子宮内膜が肥厚して受精卵が来るのを待つ．E2の量がピークになると下垂体はLH（黄体形成ホルモン）を一気に分泌し，卵胞を破裂させて卵子を卵管

に向け放出する．これが排卵だ．卵胞が破裂した跡にはその穴を塞ぐように黄体ができ，そこから分泌されるプロゲステロン（Progesterone：P）は子宮内膜を受精卵が着床しやすい状態に維持する．黄体は妊娠が成立すると妊娠黄体となりホルモン分泌を続け，内膜が維持され月経が停止するが，妊娠しなければ約2週間で退縮し，Pの低下とともに子宮内膜は剥がれて出血する．これが月経だ．

2▶身体活動と月経との関係
❶過度なトレーニングによる健康問題

運動によるエネルギー消費量に見合ったエネルギー摂取がない「相対的なエネルギー不足」の状態では，十分なパフォーマンスを得ることができないのは明らかだ．近年，国際オリンピック委員会は，スポーツにおける相対的なエネルギー不足（relative energy deficiency in sports：RED-S）の概念を提唱し，男女を問わずすべてのアスリートにとって，RED-Sは発育・発達，代謝，精神，心血管，骨など全身への悪影響を及ぼし，結果的にパフォーマンス低下をもたらすと警鐘を鳴らしている．その中で女性アス

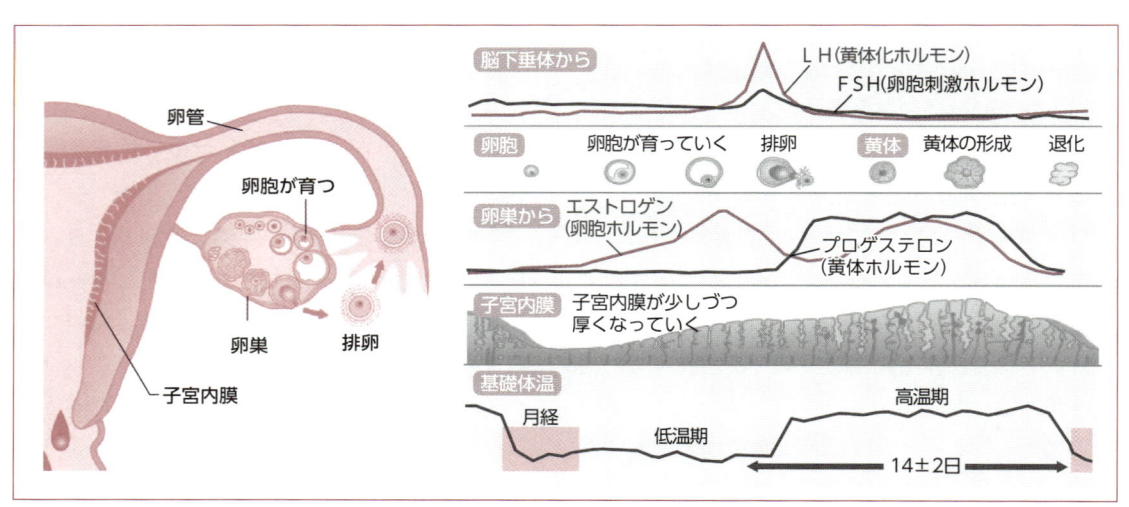

図1　月経のメカニズム
〔日本産婦人科医会：思春期ってなんだろう？性ってなんだろう？　2024年度改訂版（https://www.jaog.or.jp/about/project/document/shisyunnkibunnkatsu/）を一部修正〕

リートに特有な「利用可能エネルギー不足」「無月経」「骨粗鬆症」を「女性アスリートの三主徴」（FAT）と呼ぶ．前節で示した間脳・視床下部は，排卵だけではなく，生命を維持するための種々のホルモン分泌の司令塔である．エネルギー不足の状態では自分自身を守ることが子孫を残すことより優先され，真っ先に排卵の仕組みが停止する．すなわちエストロゲン分泌も止まり無月経となるが，エストロゲンには骨を丈夫にする働きがあるため，骨粗鬆症が起こる．そこにトレーニングによる衝撃が加わると疲労骨折を引き起こす．器械体操や新体操，陸上の長距離走などの競技においては「体重が軽い方が有利」と信じられ，無闇な体重制限が行われてきた．それが，選手寿命をも脅かす大きな健康問題を生むが，ダンサーも同じ問題が起こりやすい．なお，FAT が提唱された当初は，利用可能エネルギー不足は「摂食障害」とされていた．しかし摂食障害は食事・体重制限により容易に起こりえるばかりか，発症すると治療に難渋し，生命の危険にもさらされやすい．よって発症する前の早期の介入が必要との判断から 2007 年に定義が変更された．

無月経は「エネルギー不足のサイン」にほかならず，十分なパフォーマンスを発揮できる栄養が得られていないと判断すべきで，男性にはないこの重要なサインを利用しない手はない．アメリカスポーツ医学会では，成人では体格指数（body mass index：BMI）で 17.5kg/㎡，思春期では標準体重の 85％以下を無月経のリスクとしている．なお，体格指数は体重（kg）/ 身長（m）^{2} で算出する．日本でも国立スポーツ科学センター（JISS）の調査で BMI が 17.5 を下回ると高率に無月経を生じることがわかっており，これを目安にするとよい．なお，低体重であっても無月経や月経不順の原因は必ずしもエネルギー不足とは限らない．性交経験があれば妊娠の可能性もあるし，子宮や卵巣に問題があることもありえる．よっ

て 3 ヵ月以上の無月経があれば産婦人科を受診し，原因を見極めることが大切である．

また，早期からトレーニングを始める体操や新体操などの競技では初経が遅れることもわかってきた．一般には 11 歳頃に年間 7 〜 9 cm 身長が伸びる「成長スパート」が起こり，その翌年に初経が発来することが多いが，この成長スパートには体重の増加が関係する．10 歳未満で過度なトレーニングを行い厳しい体重制限を課すことは，十分な身長を獲得し，骨の健康を保つためにも避けなければならない．これもダンサーに共通の問題だ．なお，初経が遅れる原因には，染色体異常等も考えられるため，15 歳で初経が発来しない場合も産婦人科を受診しての原因検索を勧める．

❷パフォーマンスに影響を与える月経関連疾患

月経が順調に来ることは健康のバロメーターと思っている人は多い．しかし月経が来ること自体，女性の心身には負担となり，パフォーマンスへ与える影響は軽視できない．

1）経血量の異常

経血量が少ない場合は問題にならない．ただし無排卵による不正出血を月経と勘違いしていることがあり注意が必要である．一方，過多月経は鉄欠乏性貧血を引き起こす．貧血とは，酸素運搬能を持つヘモグロビン（Hb）の低下のことをいい，労作時の息切れ，易疲労感等パフォーマンスの低下に直結する．治療は Hb の原料である鉄の補充を行われることが多いが，根本的な原因を見極めずに漫然と鉄の補充を行うのではなく，過多月経があれば経血量を減らす治療を検討すべきだ．過多月経の原因には，子宮筋腫や子宮内膜症など器質的疾患によるものと，無排卵によるホルモンのアンバランスによるものがあり，前者は年齢とともに増加し，後者は思春期と更年期によく見られる．

2）月経随伴症状の異常

a．月経前症候群（pre-menstrual syndrome：

PMS）：「月経前3〜10日間の黄体期の間に続く身体的，精神的症状で，月経発来とともに消失するもの」と定義され，排卵後の卵巣から分泌され妊娠を維持するために働く黄体ホルモンの作用が主な原因と考えられている．具体的にはむくみ，食欲増加，微熱感，眠気等でパフォーマンスの低下を自覚する女性はアスリートに限らず多く見られ，後述のホルモン療法で排卵を抑えると症状は消失する．また，漢方薬で症状が改善することが多いが，アスリートの場合はドーピング禁止物質を含まないという保証がないため使用を避ける．また黄体から分泌されるリラキシンには筋肉や靭帯を弛緩させる作用もあり，月経前に靭帯損傷等が起こりやすくなることも近年注目されている．

b.　月経困難症：いわゆる月経痛のことをいう．妊娠に備えて肥厚した子宮内膜を押し出すために子宮の筋肉が収縮する痛みを主とし，疾患に起因せず若年者に多いものを機能性，疾患に起因するものを器質性と呼ぶ．器質性月経困難症の原因として特に注目されているのが子宮内膜症や子宮腺筋症だ．本来，子宮内膜は子宮の内側に存在するが，子宮内膜症では子宮の外に，子宮腺筋症では子宮の筋層内で発生し，強い月経痛や過多月経，骨盤内臓器の癒着や不妊の原因となる．特に卵巣チョコレート囊胞は卵巣がんの原因にもなる．いずれも月経のたびに進行するため初経年齢が早く，初産年齢が上昇し，出産回数が少ないために生涯に経験する月経の回数が多い現代女性に急増している．

3 ▶ 月経関連のトラブルに対する治療法
❶ 過度なトレーニングによる健康問題

　適切な栄養摂取とトレーニング量を見直し，相対的なエネルギー不足を解消させることが基本となる．栄養状態が改善しても月経が回復しない場合，ホルモン療法を検討するが，この場合のホルモン療法の目的は，骨量維持等に必要

最低限のエストロゲンを補充することであり，更年期障害の治療に使われる「ホルモン補充療法」に準じた形で行われる．後述の❷の治療に比べると，ホルモン量ははるかに少ない量を補う形となる．

❷ パフォーマンスに影響を与える月経関連疾患

　月経痛は，子宮内膜が剥離する際に産生され，子宮を収縮させる痛み物質・プロスタグランジン（prostaglandin：PG）の働きを抑える鎮痛薬を早めに使用し，苦痛を適切に取り除くことが望ましい．ただし鎮痛薬の効きが悪くなるなど，症状が悪化する場合は，器質性疾患が起こっている可能性を考えるべきである．器質性疾患の有無にかかわらず，排卵・月経回数を減らすことが根本的な解決法になるが，かつてのような多産に戻るのは非現実的であり，排卵・月経をコントロールするホルモン療法を検討する．

　ホルモン療法には大きく分けて偽閉経療法と偽妊娠療法があるが，偽閉経療法によりエストロゲン分泌を抑えると，更年期障害様の体調不良や骨量減少などを引き起こすため，長期間は使用できず，保険診療上も最大6ヵ月までしか使用できない．

　そこで治療の中心となるのは偽妊娠療法である．前述の通り，妊娠すると黄体が退縮せず，E・Pの分泌が保たれ，子宮内膜が維持される．この状態を薬剤で作り上げるのだ．その方法にはEとPを同時に投与する方法と，Pのみを投与する方法がある．

　EとPが1錠にバランスよく配合された薬剤は，いわゆるピルと呼ばれ，近年使用されているものはホルモン含有量を低減した低用量ピル（low-dose EP：LEP）だ．月経中から毎日1錠ずつ内服すると，その成分が視床下部に届き，妊娠したと勘違いさせ，排卵とそれに伴うホルモン分泌が止まる．子宮では内服した少量のEとPにより子宮内膜が薄くなり，経血量が減少し，月経困難症の治療薬として保険適用

されている．元来避妊薬として開発された経緯から，休薬を入れて28日おきに月経様の出血を起こすのが基本だったが，月経回数の減少が治療効果を高めるため，連続内服が推奨されるようになり，本邦では77日や120日まで連続内服できる薬剤が出てきた．煩わしい月経が大切な舞台や練習に重ならないばかりか，出血量が減少するため貧血の改善も期待できる．

副作用の多くは，軽い嘔気やむくみなどのマイナートラブルで，数ヵ月内服を続けると慣れて収まることがほとんどなので，大切な舞台の2〜3ヵ月前から使用開始を勧める．ただし，Eに血液を固める働きがあることが原因で，まれではあるが血栓症という生命にかかわる問題を引き起こす．このリスクは妊娠時よりも低いとされるが，年齢の上昇（40歳以上は慎重投与），肥満，喫煙により上昇する．血栓症の既往，前兆のある片頭痛などがある場合は使用できない．

そこで注目されるのがP単独の薬剤（プロゲスチン製剤）で，LEPと同様月経中から開始し，休薬を入れずに使用を継続する内服薬と子宮内に留置するデバイスがある．

これらのホルモン療法は，使用しているときだけ有効で，中止すれば速やかに自身の排卵周期が戻る．ピルなどのホルモン療法に対してネガティブなイメージを持ち，不妊の原因となるなどと誤解する人も多いが，むしろ月経痛を我慢して子宮内膜症などの疾患を発症する方がよほど将来の不妊の原因になるとも考えられる．

4 ▶ 妊娠中と産後の身体活動

妊婦スポーツの安全管理指針[4]では，妊娠経過に大きな異常がない場合，これまで継続してきたスポーツは基本的に制限されない．炎天下や高温多湿を避け，転落転倒の危険がない平坦な場所で行うなど環境を整える必要がある．また腹部に圧迫が加わるもの，瞬発性のもの，転倒の危険があるもの，相手と接触の可能性があるものは避けることとされている．自身の身体活動について医師に説明し，注意して妊婦健診，産後健診を受け，個別に判断，対応してもらうことを勧める．

5 ▶ 予防と早期発見

女性舞台表現者の健康管理に，女性アスリートの支援体制を応用してもらうべく，現在の知見を紹介した．医療・スポーツ関連団体が協力し2014年に発足した女性アスリート健康支援委員会のホームページ[1]ではハンドブック等の資料[2,3]がダウンロードでき，またアスリートの診療を行っている産婦人科医を検索できる．また，女性の一生を予防医学の観点からサポートする「女性医学」を専門とする日本女性医学学会の認定女性ヘルスケア専門医も多くが対応可能であり，同学会のホームページ[5]で検索できる．

女性の健康問題の多くは予防と早期発見が可能となっている．困った状態が起こる前にかかりつけ婦人科医をみつけ，サポートを受けることを強く勧めたい．

文献

1) 女性アスリート健康支援委員会：啓発・教育用資材．（https://f-athletes.jp/download/index.html）（参照 2024-05-22）
2) 東京大学医学部附属病院女性診療科・産科：Health Management for Female Athletes Ver.3—女性アスリートのための月経対策ハンドブック—．東京大学医学部附属病院女性診療科・産科，東京，2016
3) 東京大学医学部附属病院女性診療科・産科：Health Management for Female Athletes Special Version —妊娠期・産後/更年期・高齢期のコンディショニング—．東京大学医学部附属病院女性診療科・産科，東京，2019
4) 日本臨床スポーツ医学会産婦人科部会：妊婦スポーツの安全管理基準（2019）．日本臨床スポーツ医学会誌，28（1）；213-219，2020
5) 日本女性医学学会：近隣の専門医・専門資格者を探そう．（https://www.jmwh.jp/）（参照 2024-05-22）

7 舞台医学と漢方

冨澤英明・新見正則

Point

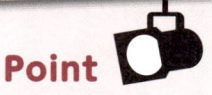

▶ 運動器に漢方薬を効かせたいときは，痛む部位の血流を改善させるイメージで使うのがコツである．

▶ 組織の損傷に伴う炎症性の疼痛だけでなく，冷えを伴う阻血性の疼痛に対応できるメリットがある．

▶ ストレスが強い演者の神経症的な痛みにも，神経障害性疼痛に対しても有効な処方がある．

1 ▶ 漢方薬は血流改善薬のイメージで

運動器における漢方薬は，鎮痛薬ではなく，「血流改善薬」のイメージで捉えることが重要である．

基本的に痛みがある部位は，血流動態の変化（＝血行不良）をともなう．急性期であれば，炎症にともなううっ血や浮腫があり，血流は停滞している．逆に慢性疼痛が存在する部位はなんらかの血流低下が存在している．複合性局所疼痛症候群（complex regional pain syndrome：CRPS）に代表される難治性疼痛には交感神経の亢進が関与しており，末梢血管が収縮することで血流が低下することが知られている．漢方薬は，急性期においては炎症に伴う血流の停滞を解消させる方向に働き，慢性期には血流が低下した部位の血流を増やす方向に働く．それぞれの痛みに伴う血行不良の状態に応じた処方を選べばよい．

舞台医学における運動器の疾患は，オーバーユース（overuse）による損傷および炎症が主である．急性期は，腫れと熱感を伴う激しい痛み，慢性期は冷えと拘縮を伴う痛みが多い．原因となる動作を制限することが望ましいが，パフォーマーの場合それが難しく，慢性化するこ

とも多い．治療としてはまず対症療法が基本となる．

急性期によく用いられる NSAIDs の外用・内服薬は，炎症の発生経路をブロックするものの，炎症の結果として発生した組織の鬱血や浮腫を収斂させる作用はない．また，経過が長い場合や冷えを自覚する場合などは，NSAIDs によって血行が遮断され，痛みが遷延化している可能性もある．いずれの場合も漢方薬の特性を活かした処方を加えることで，保存療法が大いに安定すると考える．

2 ▶ 漢方薬の基本を知る

❶ 生薬と処方

医療用漢方薬のそれぞれの処方はすべて生薬が合わさった合剤である．生薬は〈　〉で，処方は【　】で表記すると，【処方名】＝〈生薬名〉＋〈生薬名〉＋…となる（例：【芍薬甘草湯】＝〈芍薬〉＋〈甘草〉）．

生薬の組み合わせによって，処方全体の効能が決まる．

❷ 生薬の数と効くまでの時間の関係

即効性が求められる場合や急性期に用いられる処方は生薬数が少なく，慢性疾患に対する処

方は生薬数が多い傾向にある．例として，2種類の生薬からなる【芍薬甘草湯】は数分で効果が現れるという報告がある．生薬が17種類含まれる【疎経活血湯】は効果発現まで3〜4週間かかることが多い．

❸効果判定期間

処方してからの効果判定までの時間は，急性期であれば3日〜2週間以内，慢性期の疾患であれば3〜4週間程度である．

❹効果判定に用いるスケール

漢方の効き方は西洋薬とは違い，純粋に痛みだけがとれてしまうことは少なく，VASスケールが役に立たないことがある．痛みだけにクローズした質問で効果判定をしないことが重要になる．

処方の出し始めは「痛みは変わらないがパフォーマンスが上がった」という効き方や，他の体調不良が改善（冷えや月経不順，不眠が解消したなど）したといった効き方も多い．少しでもプラスの印象があれば，その処方を継続するとよい．

❺病名投与をしない

漢方薬は効く人（レスポンダー）を選ぶ薬である．例えば同じ関節痛という病名に対する処方がいくつも存在するが，その人の体質・体型・精神状態・生活習慣によって効果の出る処方が異なる．

❻定番処方はない

同じ患者の同じ病名でも，病状の変化や，季節や体調の変化によって同じ薬が当てはまらなくなることがある．

❼服薬指導

まずは服用してもらうことが優先される．食前が基本となるが，忘れることが多いなら，食後に服用してもまったく構わない．また，水以外に，お茶やコーヒー，小児ならココアで服用してもらうと苦味が消えてコンプライアンス（服薬遵守）が上がる．

❽複数処方を組み合わせる

漢方薬初心者は1剤単独処方をしたくなるが，運動器ではできるだけ2〜3処方の組み合わせをお勧めしたい．痛みには，炎症・浮腫・うっ血・神経性・阻血など，複数の要素が絡んでいることが多く，複数処方で対応することで，効果発現が早くなり，効能も得られやすいからだ．

3 ▶主な生薬のイメージ

生薬のなかでも効能が明確なものは処方の核となる．例えば【葛根湯】の〈葛根〉や【桂枝茯苓丸】の〈桂枝〉〈茯苓〉のように，処方名にあがるような個性の強い生薬は簡単に把握しておくとよい．以下に，主な生薬のおおまかな分類とイメージと含まれる処方名の例を記載する．

❶強い鎮痛作用をもつ生薬

運動器の痛み止めは，次の2つの生薬が主役となる．それぞれ対応する病態が対照的なので覚えやすい．

1）〈麻黄〉炎症に伴う痛みに

炎症によって生じる血流の停滞を「発散・流出」させて，組織の正常化を促進．痛みの誘発物質や浮腫を追いやるイメージ．主に急性期，熱感と腫れを自覚し，皮膚，皮下，筋肉，関節内などに炎症を起こしている場合に使用する．

処方：【越婢加朮湯】【麻杏薏甘湯】【葛根湯】【薏苡仁湯】など．

2）〈附子〉冷えと拘縮に伴う痛みに

血行不良で硬く疎になった組織に，「血を流入」させて，組織を修復し痛みを緩和するイメージである．主に慢性期，冷えを自覚し，硬くなった関節や筋膜に対して使用する．

処方：【桂枝加朮附湯】【八味地黄丸】【牛車腎気丸】【大防風湯】など．

❷筋に働く生薬

1）〈葛根〉筋肉の引っ張られる痛みに

肩こりに代表される筋肉の痛みに使用する．構造上，上肢をぶら下げている肩関節周囲の筋

肉は牽引されやすく，痛みを発生しやすい．

処方：【葛根湯】【葛根加朮附湯】など．

2）〈芍薬〉＋〈甘草〉筋のけいれんによる痛みに

血管の弛緩作用をもつ〈芍薬〉と水分保持，安心作用をもつ〈甘草〉はご存じ【芍薬甘草湯】の構成生薬であるが，この2生薬が含まれていれば筋肉のけいれん・攣縮を伴う痛みを緩和する．

処方：【葛根湯】【薏苡仁湯】【四逆散】【加味逍遙散】など．

3）〈薏苡仁〉筋肉内の浮腫に

筋膜内の浮腫を改善する効能があるとされる．

処方：【薏苡仁湯】【麻杏薏甘湯】など．

❸浮腫・水腫など漿液の移動に関わる生薬

1）〈蒼朮〉または〈白朮〉関節水腫や間質の浮腫を伴う病態に

関節内の水腫，浮腫・水疱など，血管外の水を排出するイメージ．絞扼性神経障害，腱鞘炎などの浮腫が存在する病態に有効．

処方：【五苓散】【柴苓湯】【越婢加朮湯】【防已黄耆湯】など．

❹血行改善に関わる生薬

1）〈当帰〉血管の新生を促す作用

血管新生作用で，組織の修復や新生を促進するイメージ．なかなか治らない局所の痛みに，血行を改善させる目的で使用する．

処方：【薏苡仁湯】【当帰四逆加呉茱萸生姜湯】【疎経活血湯】など

❺精神・神経の鎮静，抗炎症作用の生薬

1）〈桂枝〉緊張がとれないときに

緊張してつい力が入ってしまう精神状態を緩和させるイメージ．

処方：【桂枝茯苓丸】など多数

2）〈柴胡〉ストレス性の疼痛反応に

神経障害による炎症および自律神経系・心因性疼痛など自分ではどうしようもないメンタル系の過剰反応を鎮静化するイメージ．パフォーマーのストレスに対抗するのに重要な役割を持つ生薬となる．

処方：【加味逍遙散】【四逆散】【抑肝散】【抑肝散加陳皮半夏】【大柴胡湯】など．

4▶主な処方のイメージ

❶急性期

1）【芍薬甘草湯】筋攣縮・けいれん性の筋痛にこむら返りの第一選択であるが，筋の攣縮，けいれんによる突発的な痛み全般に効果がある．〈甘草〉が多く含まれるので頓服が基本である．即効性があるため舞台の合間にも使える．

2）【越婢加朮湯】炎症に伴う熱感，腫れ，痛みに・急性関節炎に

外見上，急性炎症（熱感，発赤，浮腫，疼痛）がわかるときに用いる．症状が激しい外傷急性期，関節炎，筋膜炎，腱鞘炎など，強い自発痛，目にみえる皮膚の赤みと腫れ，水の溜まりがあれば著効する．数日〜数週間の投与に留める．

3）【麻杏薏甘湯】筋痛・関節周囲痛の第一選択

筋膜由来の痛みの第一選択．いわゆる筋肉痛，軽い捻挫の関節痛に．生薬の〈麻黄〉が痛み止め，〈薏苡仁〉が筋肉内の浮腫をとる作用で効果を発揮する．機序的に筋肉痛に効果がある西洋薬がないため，重宝する．ただし単独では効果が出にくいため，【桂枝茯苓丸】あるいは【桂枝茯苓丸加薏苡仁】との併用をおすすめしたい．

4）【桂枝茯苓丸加薏苡仁】軟部組織の鬱血・血腫に

外傷は微小血管の破綻を伴い，内出血と血腫が発生する．血腫を溶解し，静脈環流を正常化する処方が【桂枝茯苓丸加薏苡仁】となる．皮下血腫，静脈瘤など，静脈還流障害＝うっ血を合併しているイメージが使用目標である．

5）【治打撲一方】骨膜下の血腫に

骨に及ぶ打撲＝骨挫傷・骨折にともなう痛みに用いる．日本の戦国時代に生まれた漢方薬と

いわれる．打撲という名前がついているが，骨まで損傷が及ぶような高エネルギー外傷に使われていたのであろう．数日間の服用でも効果的である．緩下作用のある〈大黄〉を含むので下痢に注意．

6)【五苓散】神経および腱鞘の浮腫性変化を伴う病態に

間質の浮腫を改善させる処方である．特に運動器では末梢神経や腱のような，血管が乏しい組織の浮腫性疾患に有効となる．腱鞘炎の初期や絞扼性神経障害の軽度の症状に対応する．

7)【柴苓湯】炎症を伴う腱鞘炎および神経浮腫，神経障害性疼痛に

柴苓湯は【五苓散】に，抗炎症作用をもつ【小柴胡湯】が組み合わさった合剤処方である．腱鞘炎の痛みが激しいとき，椎間板ヘルニアなどの神経痛が激しい時期に適応となる．

❷ 慢性期

1)【薏苡仁湯】長引く筋痛，関節周囲の痛みに

筋肉が慢性的に痛む場所は，筋付着部や腱の痛みが多い．疼痛部位の血流を改善させて，直しながら痛みをとるイメージとなる．

2)【桂枝加苓附湯】冷えと拘縮の改善に

西洋薬に存在しない温めて痛みを止める処方．冷え症かつ胃腸の弱い方への第一選択となる．胃腸が弱くて，ロキソプロフェンなどのNSAIDs はもちろん，〈麻黄〉剤も服用できない方がよい適応になる．

3)【当帰四逆加呉茱萸生姜湯】若い時からの冷え症体質に

子供の頃から痩せ型，冷え症の方の第一選択．寒くなると末端が冷えて，筋肉がこわばりやすい方は，毎日服用して血行を改善させて治癒を促進させる効能がある．

4)【加味逍遙散】イライラ，神経症的な症状が続いている場合に

ストレスと連動して，痛みが拗れることがある．痛み方が大袈裟な場合，症状が一定せず，

痛みが加減したり，痛む場所がうつろう場合に処方を考慮する．

5)【八味地黄丸】下半身の老化症状・腰部脊柱管狭窄症に

年齢とともに下半身・足腰が弱ってくることは自覚されやすい．冷えを伴う足の痛み，体幹・下半身の衰え，特にトイレが近くなったと感じる方に有効である．

6)【疎経活血湯】糖尿病や動脈硬化などを起因とする血行不良に

生活習慣病に起因した血行不良が進めば，損傷部位の治りが悪くなり，慢性疼痛につながる．風呂に入ると楽になる冷え，痛みがあれば適応である．

5 ▶ 組み合わせ処方例

若くて華奢なバレエダンサーには，【当帰四逆加呉茱萸生姜湯】をベースに組み合わせるとよい．例えば足部の骨関連疾患(有痛性外脛骨，骨端症，疲労骨折など)には【治打撲一方】を加える．筋腱関連疾患(腸脛靱帯炎，ジャンパー膝など)には【薏苡仁湯】を組み合わせる．

ストレスの強い音楽家の基本処方は〈柴胡〉を含む【加味逍遙散】がすすめられる．肩や首，上肢の筋肉痛には【葛根湯】を組み合わせる．上肢の腱鞘炎には【五苓散】を選択するが，炎症が強ければ【越婢加苓湯】を加える．

6 ▶ 漢方薬の活用

舞台医学の最終目標は，なにより演者のパフォーマンスを上げることである．医療者としては，西洋医学，東洋医学にかかわらず，効くものは使ってあげて要求に応えたい．近年需要が高まっている漢方薬の知識は，知っていて損はない．作用機序の面からも，西洋薬を補完する目的だけではなく，単独使用でも十分効果を期待できる薬剤であると考える．

（**1**〜**6**担当：冨澤）

7▶漢方の舞台医学への活用

❶漢方薬とは

　漢方薬は生薬の足し算である．生薬は自然界に存在するものでほとんど加工していないものである．生薬を加工することを修治という．多くは植物で，稀に鉱物，ごく稀に動物であり，生薬にはバラツキがある．医療用漢方製剤と一般用漢方製剤は実は製造メーカーが同一であれば同じものであり，最終工程で個包装となりパッケージが異なるだけである．

　現在の保険適用漢方製剤は148処方ある．146種類の漢方エキス製剤と【四苓湯】と【紫雲膏】である．複数の生薬を煮詰めてエキス剤になり，それに賦形剤を加えてエキス製剤になる．実は【四苓湯】は生薬の散剤で，【紫雲膏】はエキス製剤であるが外用薬なのでエキス製剤にはカウントされない．ウチダの【八味丸】は散剤を丸状にしたものであるが，エキス製剤の【八味地黄丸】でカウントされている．

　そして本邦で漢方製剤と名乗れるのは「一般用漢方製剤製造販売承認基準」にある294処方と医療用漢方製剤にのみ存在する【葛根加朮附湯】【桔梗石膏】【大承気湯】そして【腸癰湯】の4種類で，これを加えた298処方のみが漢方製剤を名乗れる．中国の漢方（中医学）で有名な銀翹散は本邦では生薬製剤である．

　日本漢方（和漢）のバイブルは約1,800年前に編纂された『傷寒論』といわれるが，1,800年前の生薬と今の生薬は異なると考えることが自然である．同一とする根拠はDNA鑑定も，写真もないので不可能である．つまり過去に処方の根拠を求めることはナンセンスで，せめてヒントに留めるべきである．

　今ある生薬の組合せの漢方薬が今ある病気や症状に有効であれば，それで必要十分である．過去の漢方理論にも，過去に基づいた漢方診療にも，現代の漢方エキス製剤が現在の病気に有効とする処方選択の根拠がある．

❷漢方薬の未来と舞台医学

　冨澤医師の理論と実践は，過去をまったく参考にしていない．過去をまったく勉強せずに彼の臨床経験を基に築き上げた漢方の世界観である．驚くべきことは，この世界観が，漢方の巨匠で，筆者（新見）の師匠である松田邦夫医師（日本東洋医学会元会長）の処方に近似していることである．これが，筆者が思い描く理想的な過去と現在の融合である．現在を極めて，過去に近づくのが格好いい．

　筆者と冨澤医師の共著である『フローチャート整形外科漢方薬』[1]と，その続編である『フローチャート芸術医学漢方』[2]は，困った症状に役立つ漢方薬が漢方初心者の医師にもひと目でわかるように制作した．この2冊を参考にして，アーティストたちに漢方薬をどんどん処方していただければ幸いである（**図1**）．

　舞台医学の世界でも，処方選択に有益な新しい世界観がどんどん登場することを願っている．

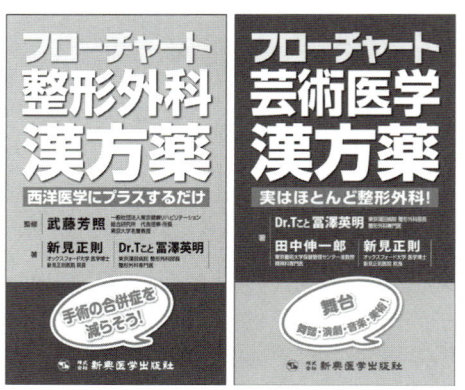

図1　舞台医学に役立つフローチャート2冊

（**7**担当：新見）

文献

1）　武藤芳照監，新見正則，冨澤英明著：フローチャート整形外科漢方薬—西洋医学にプラスするだけ—．新興医学出版社，東京，2023

2）　冨澤英明，田中伸一郎，新見正則：フローチャート芸術医学漢方薬—実はほとんど整形外科！—．新興医学出版社，東京，2024

8　舞台上の転倒・転落・墜落事故の発生要因と予防

武藤芳照・福島美穂

Point

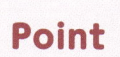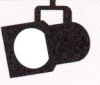

▶ 過去に起きた舞台でのセリ・すっぽんや宙づり（宙乗り）からの墜落等の重大事故について銘記すること.

▶ 転倒・転落・墜落事故の発生要因は，内的要因，外的要因，行動要因に分けて検討すること.

▶ 予防対策で大切なのは，事例から学ぶこと，言葉の力を活用すること，危ない所を見える化すること.

1 ▶ 転倒・転落・墜落

　東京消防庁の定義によれば，舞台上でしばしば起こる転倒・転落・墜落事故は，**表1**のように，明確に分けられる [1]．一般社会では，「落ちる」よりも「転ぶ」事故の方が多く発生しているが，舞台上の重大事故は，「転ぶ」よりも「落ちる」事故の方が，その結果の重大性からして，特に注視しなければならない.

　なお，正確には，「墜落事故」と表現すべき事故について，報道も含めて，実際の墜落事故について，広義にとらえて「転落事故」と表現されることが多い．それは，「人が墜落する」という言語表現をなかなか受け入れづらいことが影響しているのであろう.

　しかし，各事故の発生要因とその予防を図るためには，正確な定義に基づく言葉を使用して，お互いの共通理解を深めることが必要である．とりわけ，現実の舞台では，重篤な墜落事故がしばしば発生しており，その予防対策の構築と徹底は，各舞台を擁する施設・機関・団体で，真剣に検討して，進めなければならない.

表1　転倒・転落・墜落等の定義

a	落ちる	倒れた際に高低差の移動を伴って受傷したもの
	転ぶ	倒れた際に高低差の移動を伴わずに受傷したもの
b	転倒	倒れた際に高低差の移動が生じなかったもの
	転落・滑落	倒れた際に，地表面に接触しながら高低差の移動を伴ったもの
	墜落・飛び降り	地表面に接触せずに，高低差の移動を伴ったもの

（文献1を元に著者作成）

2 ▶ 主な舞台上での転倒・転落事故等の概要

　表2には，各種報道資料や拙著 [2] 等からの情報を収集整理して作成した舞台上での主な転倒・転落・墜落事故等の概要を示す．1958（昭和33）年から2018（平成30）年までの主な事例について，簡潔に記載している.

　まずは，過去に，全国の各舞台で，このような墜落事故をはじめとした重大事故が少なからず発生していることを銘記しなければならない.

　いつ When，どこで Where，誰が Who，何を What，なぜ Why，どのように How，という古典的な「5W1H」を基本にして，舞台関係

表2　主な舞台上の転倒・転落・墜落事故等の概要

	発生日	当事者	場所	発生状況	傷害	備考
1	1958年4月1日（火）	宝塚歌劇団劇団員・香月弘美さん（21歳）	兵庫県・宝塚劇場	セリで下降中，衣装ドレスの腰のスチルベルトがシャフトに絡み胴体切断	死亡	西宮労働基準監督署により労働災害死と認定
2	1973年6月3日（日）	タレント・八代英太さん（36歳）	愛知県刈谷市民会館	舞台上で後ろに下がった時に，セリから奈落（深さ4.7m）に落下	胸椎骨折・脊髄損傷，下半身マヒ（車いす生活）	損害賠償請求訴訟が起こされ，13年の係争の後，和解
3	1981年10月5日（月）	歌手・河合奈保子さん（18歳）	東京・NHKホール	『レッツゴーヤング』のリハーサル中，舞台前方のセリから奈落（深さ4m）に落下	第一腰椎圧迫骨折	強度の近視，舞台の薄暗い位置
4	1987年3月27日（金）	歌手・沢田研二さん（38歳）	京都市京都府総合見本市会館	特設ステージ上で跳ぶ・回転するなどの動作をして歌っていたが，舞台端の目測を誤って，1.8m下の床に落下	左肘骨折，肋骨打撲	地元出身，元気いっぱいの最盛期でもあり，躍動感あふれるパフォーマンスの最中
5	1992年7月4日（土）	俳優・歌手の本田美奈子さん（24歳）	東京・帝国劇場	ミュージカル『ミス・サイゴン』出演中，舞台装置（120kg）の滑車に右足を轢かれた	足の指4本を骨折，19針を縫う重傷	そのまま1幕を演じ切り，2幕目からは，ダブルキャストの入絵加奈子さんに交代
6	1997年2月11日（火）	歌手・郷ひろみさん（41歳）	名古屋・御園座	『愛・時をこえてドラキュラ・イン・ジャパン』出演中，約3mの仕掛けから落下	右手骨折・肋骨骨折	座長として，そのまま続行して演じ終える
7	1999年6月5日（土）	歌手・藤あや子さん（38歳）	東京・新宿コマ劇場	次のステージの衣装替えのために戻る途中で転倒して，舞台の支柱に足をぶつける	足の負傷	衣装替えの移動に伴う傷害
8	1999年7月27日（火）	米国技術者の女性通訳	東京・新国立劇場	ミュージカル『新ピーターパン』リハーサル中，セットに引っかかった袖幕を取り除こうとしてセリに気づかず，奈落（深さ15.7m）に落下	頭部打撲で死亡	フライング（宙づり）技術のためのスタッフ
9	2000年1月28日（金）	俳優・有馬理恵さん（27歳）	東京・俳優座劇場	公演中，ロープに掴まり，舞台面に降りてくる場面で，手を滑らせ，4m下の舞台に落下	左手首粉砕骨折，左足小指骨折	三田労働基準監督署で，労災事故と認定され，補償された

者が，これらの事故について，正しく要点を把握して情報伝達し続けることが必要と考えられる．そうした連綿とした営みが，同じような事故を未然に防ぐ大きな力に結びつくはずである．

とりわけ舞台に特有とみなされるのが，セリ・すっぽんからの墜落事故やそれらの昇降機に巻き込まれる事故，あるいはフライング（宙づり）などの状態からの墜落事故，舞台から客席への墜落事故が多いことである．また，舞台衣装（特に華やかで大型の衣装）に関連する事故や短時間での衣装替えに関わる事故，場面セット台や畳等の舞台装置に関わる事故など，それぞれの演目や演出上欠かせない大道具・小道具・衣装が，転倒・転落・墜落事故等の発生要因（リスク要因）となりうることを示している．

セリは，舞台の一部を切り抜き，そこから俳優や演奏者，大道具，舞台装置などを奈落から

	発生日	当事者	場所	発生状況	傷害	備考
10	2005年12月21日（水）	俳優・和央ようかさん（37歳）	大阪・梅田芸術劇場	シアター・ドラマシティ宙組公演『W-WING-』，フライング（宙づり）中に，約2m下の舞台上に落下	腰部強打による骨盤骨折，肋骨骨折．	宙づりで移動中に，フライング装置が外れた．同年10月に宝塚歌劇団（宙組トップ）を退団発表直後の公演
11	2007年5月15日（火）	バレエダンサー・熊川哲也さん（35歳）	札幌・北海道厚生年金会館	全国ツアー『海賊』に出演中，ジャンプ後の着地時にバランスを崩した	右膝内側・前十字靱帯損傷	地元北海道（旭川市）出身，2008年3月の新作『ベートーヴェン第九』で舞台復帰
12	2012年8月27日（月）	歌舞伎役者・市川染五郎さん（7代目，39歳）	東京・国立劇場	家元を務める日舞松本流の公演，創作舞踊を舞踊中，舞台後方のセリ（深さ約3m）に後ろ向きに落下	右手首骨折，右側頭部と右半身を強打	手に持っていた鼓が，からだと床面の間に挟まり，クッションの役割を果たして衝撃を和らげたとされる．2013年2月に舞台復帰．
13	2017年3月21日（火）	歌手・研ナオコさん（63歳）	山梨県甲府・コラニー文化ホール	「梅沢富美男劇団」の公演『アッ！とおどろく夢芝居』の芝居中，畳の部屋での場面で足を滑らせて転倒	右大腿骨頸部骨折	手術（人工骨頭置換術）を受け，驚異的な回復力で5月8日に舞台復帰
14	2017年7月6日（木）	俳優・中嶋しゅうさん（69歳）	東京芸術劇場シアターウエスト	『アザー・デザート・シティーズ』の上演中に舞台から客席へ落下	急性大動脈解離の発症により，結果として生じた落下事故であった	公演初日の舞台
15	2017年10月9日（月）	歌舞伎役者・市川猿之助さん（4代目，41歳）	東京・新橋演舞場	『スーパー歌舞伎Ⅱワンピース』公演後のカーテンコールの時，すっぽん（180cm×90cm）に乗って降下中に，衣装がスクリューに引っ掛かり，左腕が巻き込まれた	19カ所に及ぶ開放性（複雑）骨折	2018年1月に舞台復帰
16	2018年9月23日（日）	俳優・岡本麗さん（66歳）	東京芸術劇場シアターウエスト	グループる・ばる"さよなら身終い公演"『蜜柑とユウウツ』に出演中，舞台前方から落下	鎖骨骨折	強度の近視，舞台前方が薄暗かった

（各種報道資料等の情報を収集・整理のうえ，著者作成）

セリ出し，またはセリ下げる舞台機構である．すっぽんは，客席後方から歌舞伎の舞台へつながる花道の七三の場所（舞台に近い所）に設けられた切り穴で，役者が花道へ出入りするのに用いられる舞台機構である．それらにより，舞台芸術に彩りとダイナミズム（活力）やスピード感を付与することができ，歌舞伎や音楽，ミュージカルなどでもしばしば用いられる[3]．

同時に，これらの舞台機構には大きな危険も伴い，現実に死亡事故を含む重大事故が少なからず起きており，舞台表現にとっては，「両刃の剣」であることを強く意識して，活用することが重要と考えられる．

3 ▶ 舞台上の転倒・転落・墜落事故の発生要因

一般的に，転倒予防の観点からは，転倒・転落・墜落事故の発生要因は，**図1**に示すように，①内的要因，②外的要因，③行動要因に分けると，各事故の要因分析とそれに基づく予防対策

の検討に役立つと考えられる.

　内的要因のなかで, 舞台上の事故で留意すべきは, 表現者の精神的な要因があげられる.「緊張, 興奮, あせり」など, 誰でも起きるものだが, 特に舞台出演に関わり, 強く作用する事例は少なくないと推察される. **図1**にも示すように,「地元」「初日」などの精神状態が, アスリートの五輪などのスポーツ競技大会に出場する前の転倒・転落事故等と同様, 内的要因として強く影響することがあるものと推察される.

　外的要因のなかでは, 特に「落ちる」リスクを潜在的に有するセリ, すっぽん, フライング装置等が, 舞台上の事故に特有の要因と見なされる. また, 舞台衣装も, 舞台表現の重要な要素であるが, とりわけ華やかで大型の衣装は, 昇降機に巻き込まれるリスクが高いことを認識する必要がある. 衣装を素早く着替える, いわゆる「早変わり」は, 舞台表現の醍醐味でもあるが, 一方, 急いで移動して着替えることを余儀なくされるために, 周辺・床面の大道具や小道具, 配線コード類に衝突したり, つまずくリスクは高くなる.

　行動要因では, 一般社会での転倒・転落・墜落事故の発生要因である歩く・走る・またぐ・昇る・降りるなどの行動の際にふらついたり, バランスを崩すなどは, 舞台上でも同様である. 跳ぶ（ジャンプ）も, 通常の生活でも行うことはあり, 着地に際してふらついたりバランスを崩すこともある. 同様に, 舞台表現として行う跳ぶ動作で, 転倒・転落事故は起きうるであろう. 一方,「飛ぶ」は,『スーパー歌舞伎Ⅱワンピース』や『新ピーターパン』などをはじめ, 舞台表現の特有の行動の1つであり, 最近は, 演出上フライング（宙づり）を用いることが増えているようである. しかし, **表2**に示すように, 実際に, 重大事故が起きていることは, それらの行動が, きわめてリスクが高いことを示している.

4▶予防対策
❶事例から学ぶ

　過去に発生した舞台上の転倒・転落・墜落事故の事例についての概要を認識して, 同様の事故が生じないように, 舞台表現者はもとより, 演出・制作等のスタッフも事前に点検し, 必要な予防措置をとること. あるいは舞台の最中においても, 事故のリスクの高い状態が生まれたときに, 迅速・適切な対応がとれるように図る

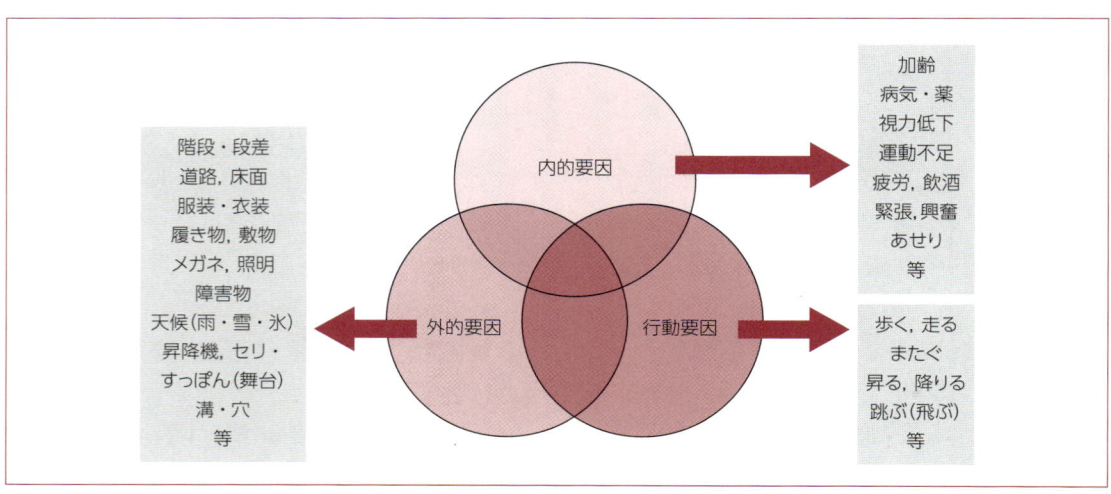

図1　転倒（転落・墜落）の三大要因

〔武藤芳照：高年齢労働者の課題. 高年齢労働者のための転倒・転落事故防止マニュアル（日本転倒予防学会監）. 新興医学出版社, 東京, p.107, 2023[4]より一部改変〕

こと.

とりわけ,当該劇場・舞台で過去に起きた事故事例について,皆で情報共有しておくことは,予防にきわめて有効と考えられる.万一事故が起きたときには,前述したように,「5W1H」を基本とした,記録を作成して,関係者で共有することが必要であり,その記録の積み重ねが,その舞台・劇場における個別的な事故予防対策の貴重な教育資材となる.

❷言葉の力で事故防止

日本転倒予防学会の提唱する事故防止のための標語「ぬ・か・づけ」は,舞台上の転倒転落事故防止に,大いに役立つであろう.

ぬ	ぬれているところは,すべって転びやすい
か	かいだん(階段)・段差はつまずいて転びやすい
づけ	片づけていないところは転びやすい

それぞれの舞台や劇場の構造や施設設備等にふさわしい「転倒予防川柳」「転倒予防かるた」(いずれも日本転倒予防学会の啓発事業)の活用も有効である.例えば「段差に注意」などの従来の注意喚起のためのいわゆる予防標語も大切であるが,少し工夫したこうした言葉の力を活用した対応も,面白い.

これらの言葉の力により,少しでも舞台関係者の意識が変わり,行動が変わり,習慣が変わることで,事故防止に結びつくはずである.

❸危ない所の見える化

見える化(visual control)は,目に見えないもの,見えにくいものを見える状態にして,その人の意思とは関係なく目に入る仕組みを作ることの意味で用いられる.

一方,可視化(visualization)とは,目に見えないもの,目に見えにくいものを見える状態にすることである.見える化と共通している面はあるが,「その人の意思とは関係なく目に入る仕組み」となっていなければ,可視化の状態にとどまっていることである[5].

したがって,「危ない所の見える化」とは,その舞台で転倒・転落・墜落事故のリスクの高い所や実際に事故が発生して骨折や頭部外傷等の重篤な事例が生まれている危険な所を明示することが求められる.例えば,セリ,すっぽんの位置や舞台前方の縁など,特に照明が暗くなった状態でも,「その人の意思とは関係なく」表現者が認識できるような措置が必要である.

文献

1) 東京都消防庁防災部防災安全課:救急搬送データから見る日常生活事故の実態.(https://www.tfd.metro.tokyo.lg.jp/lfe/topics/nichijou/kkhdata/data/r4all.pdf)(参照 2024/10/17)
2) 武藤芳照:現代社会の転倒事例に学ぶ,落ちる.あの人も転んだこの人も転んだ―転倒噺と予防川柳―(日本転倒予防学会監,武藤芳照).三恵社,名古屋,p.79-93,2021
3) 武藤芳照:劇場の舞台での転倒・転落事故.高年齢労働者のための転倒・転落事故防止マニュアル(日本転倒予防学会監,武藤芳照・萩野 浩・三上容司他編).新興医学出版社,東京,p.127,2023
4) 高年齢労働者のための転倒・転落事故防止マニュアル(日本転倒予防学会監).新興医学出版社,東京,p.107,2023
5) 武藤芳照:危ない所の見える化,高年齢労働者のための転倒・転落事故防止マニュアル(日本転倒予防学会監,武藤芳照・萩野 浩・三上容司他編),新興医学出版社,東京,p.63-65,2023

9 イギリスの Performing Arts Medicine（PAM）の現状と課題

金塚　彩

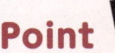

Point

▶ イギリスの UCL 大学院 PAM 学科では，PAM の診療や研究に従事する医療従事者の育成を行っている．

▶ BAPAM が運営する Clinic では，PAM 専門家による診療を原則 1 回無料で提供しており評価が高い．

▶ 日本でも研究会への参加者が増加し学会も発足し，診療や研究，教育の充実が期待されている．

筆者は，2017 年にイギリス University College London（UCL）大学院に入学し，Performing Arts Medicine（PAM）学科を修了した．手外科の Winspur, I. 医師，整形外科の Trouli, H. 医師を筆頭に，さまざまな分野の専門家から学ぶ機会に恵まれた．本稿では当時のイギリスの取り組みと課題を紹介するとともに，帰国後の日本での取り組みに関して，特に音楽家の診療や研究の話題を中心に述べる．

1 ▶ PAM とは

PAM とは，楽器演奏者，声楽家，ダンサー，俳優等のパフォーミングアーティスト（performing artist）に関する医学である．アスリートに対するスポーツ医学を想像すると理解しやすい．

PAM ではさまざまな疾患を取り扱うため，診療に携わる科は多岐にわたる．よって医療機関内の各診療科に PAM 専門家が在籍し，互いに連携する診療体制の構築が必要である．また 1 つの科内でも，それぞれの専門性を活かした診療が行われる．たとえば整形外科であれば，楽器演奏者の上肢機能障害は手外科の医師，ダンサーの股関節・下肢機能障害は股関節・膝・足外科・スポーツ医学の医師が診療を担当する

などである．

ところで PAM をどのような日本語に翻訳するかは悩ましい．本書では舞台医学という言葉が用いられているところ恐縮であるが，筆者は留学中，指導医を含め現地の医療者が，講義や日常会話で「PAM（パム）」と呼んでいたことから，馴染み深い PAM を使用している点をご容赦いただけると幸いである．

2 ▶ 欧米の学会と専門外来

PAM は 1980 年代頃より欧米を中心に発展してきた．国際学会として，Performing Arts Medicine Association（PAMA）がよく知られており，PAMA 主催の教育プログラムを修了すると certificate が取得できる．短期間で全般的な知識を得られる好機であるので，興味のある方は受講してみるとよい．学会誌『Medical Problems of Performing Artists（MPPA）』も刊行しており，さまざまな専門家による投稿が閲覧でき，情報収集に有用である．

専門的な外来診療は，各地の病院やクリニックでいくつか運営されている．たとえば筆者が 2016 年に訪れたドイツの Charite 医科大学の Berlin's Center for Musicians' Medicine は，セ

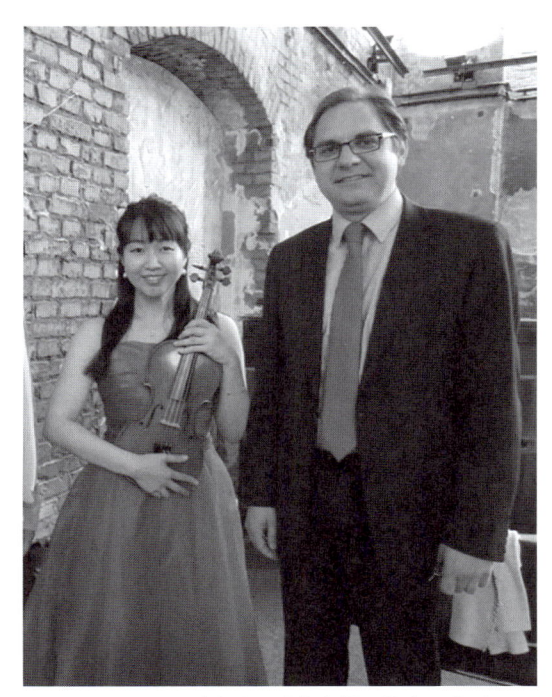

図1　Charite 医科大学 - 千葉大学間協定調印式にて Schmidt 教授と共演

ンター長（当時）の Schmidt, A. 教授（**図1**）は神経内科医かつピアニストで，大学病院内の音楽家専門外来で診療を行っていた．各診療科に PAM 専門家の医師が存在し連携するネットワークが存在したことにも驚いた．また Schmidt 教授は，Hanns Eisler 音楽大学でも講義を担当しており，音楽家が早期に相談できる環境にあるところも優れていた．同音楽大学では，Alexander technique や Feldencrais method が選択授業として提供されており，学生が自由に学べる点も興味深かった．

　欧米諸国で PAM が発祥した背景には，パフォーミングアーツが仕事として確立され，文化として生活に密着していることだけでなく，Schmidt 教授や Trouli 医師のように，医学と音楽を両方修了した医師の活躍の影響もあると考える．

3 ▶ イギリス UCL 大学院 PAM コース

　UCL 大学院 PAM コースについて紹介する．

以降の内容は，筆者が留学した当時のものであるため，最新の情報については公式ウェブサイト等をご確認いただきたい．

　同コースは 2011 年，PAM 専門家を目指す医療者や研究者の育成を目指し，UCL の Division of Surgery and Interventional Science の中に創立された．受講者は自身の音楽やダンス経験を医学に昇華させ，トップレベルのパフォーミングアーティストの正しい評価と適切な対応スキルの獲得を目指す．Institute of Sport, Exercise and Health（ISEH）の協力により，スポーツ医学分野の専門家とのコラボレーションの機会も与えられる．卒業生には，病院や専門外来，音楽・ダンス学校，オーケストラやダンスカンパニーで PAM 専門家としてキャリアを継続するための支援が提供される．

❶入学資格と手続き

　UCL のウェブサイトからオンラインで手続きを行う．必要書類には，推薦者の連絡先，成績証明書，学費，International English Language Testing System（IELTS）の Overall 7.0 かつ各 subtest の最低点が 6.0，志望動機書，curriculum vitae（CV）等が含まれ，すべて英文で準備する．英語が母国語でない者には，この IELTS のスコア 7.0 がまずハードルになると思われる．

　なお学費は，国内在住者と比較し留学生は 2 倍の金額を納める必要があった．安全な地域に居住するためには生活費もかかるので，留学助成金への応募も考慮することを薦める．入学対象者は，医師，理学療法士，作業療法士，看護師，スポーツセラピストと，幅広い医療者に門戸が開かれていた．上記の出願書類が受理された後，面談を経て入学が許可された．

❷カリキュラム

　教官として，リウマチ科医，手外科医，耳鼻咽喉科医，公衆衛生学医，整形外科医，理学療法士，元ロイヤル・バレエ団プロダンサーらが

在籍していた.

講義は，8つのモジュール（①筋骨格系および神経の損傷，②ダンスと音楽パフォーマンスの科学，③パフォーマンス心理，④痛みのマネージメントと障害，⑤環境とライフスタイル，⑥実践的評価とリハビリテーション，⑦プロボイスユーザーの臨床的マネージメント，⑧研究方法論）で構成されていた.

各モジュールには，2時間の筆記試験や口頭試問，プレゼンテーション，objective structured clinical examinations（OSCEs），エッセイが課され，評価を受ける. OSCEs では，整形外科医の指導のもと，さまざまな誘発テスト等について網羅的に学ぶ. また PAM 外来専用の問診票を用い，効率的に診断を進める練習も行われる.

モジュールごとに教科書や文献のリストが提示され，自主学習を促された. なかでも筆者が購入してよかったと感じた書籍は以下のとおりである.

・The Musicians' Hand : A Clinical Guide, 2 nd ed[1]：音楽家の手の外来診療や手術，リハビリテーションの工夫について詳しく述べられている.

・Performing Arts Medicine, 3rd ed[2]：辞書的な存在で，幅広いテーマがまとめられている.

・Performing Arts Medicine in Clinical Practice[3]：アーティストにしばしば認められる関節弛緩症について詳説あり.

PAM 関連の学会は欧州各地で開催されるため，参加すると知り合いが増えてよい. 比較的気軽に近場の他国に足を伸ばせるのも，欧州留学の醍醐味の1つである. 同じ志を持つ仲間との出会いも励みになる.

また筆者はイギリス留学中に，Guildhall 音楽院ピアノ科での講義の機会をいただき，"Hand injuries in pianists-anatomy, pathology and prevention" というテーマで話した. 活発

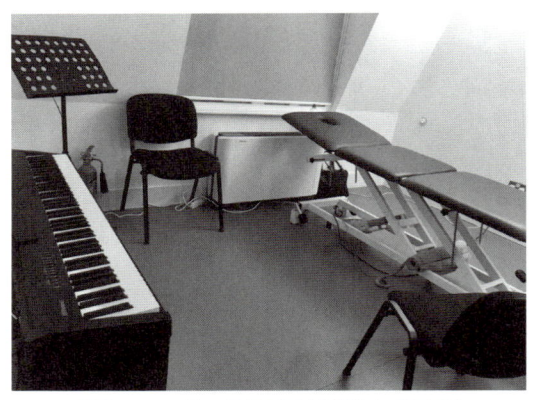

図2　ロンドンの BAPAM Clinic 診察室

な質疑応答があり，学生たちはこの話題に強い関心があることがわかった. 若手音楽家や教師の方々との交流の必要性に改めて気づかされる経験であった.

4▶ イギリスの BAPAM Clinic

イギリスでは，健康保険の範囲で，日本のように初診から「整形外科医」や「耳鼻科医」に受診することは制度上難しい. まず地域の general practitioner（GP：家庭医）に受診するのだが，National Health Service（NHS）の整形外科医や耳鼻科医にかかるまで数ヵ月かかることもある. そこで British Association for Performing Arts Medicine（BAPAM）Clinic では，パフォーミングアーティストのために，PAM に関する専門的な知識と経験を持つ医師，理学療法士，心理療法士，言語聴覚士による外来診療を提供している. 診察室には電子ピアノがあり，楽器演奏も観察できる（**図2**）. 財団の資金により運営され受診費用は無料であり，利用者から非常に高く評価されている. NHS 受診と比較して待機時間が圧倒的に短く，経験豊富な専門家に相談できる点が大きなメリットである.

ただし BAPAM Clinic の受診は原則1回である. またレントゲンや CT，MRI 等の画像精査設備はなく，採血検査もできない. よって精

査加療を要する場合には，医師が自分の常勤先等に紹介状を作成する．そこから先は private insurance による私費診療となることが多く，診療費は高額になりやすい．よって継続的な医療の提供は，自由診療での運用となっている．

またBAPAM Clinic は UCL PAM コース受講者の見学や実習の受け入れや研究への協力を積極的に行っており，臨床家の育成や研究の推進にも貢献している．UCL 大学院での座学に加えて臨床経験が積めるので，履修者に好評である．

5 ▶ 帰国後の取り組み：専門外来設立，診療の工夫と研究の必要性

❶外来の設立

筆者は自身が整形外科医で手外科を専攻していることから，主に音楽家の上肢機能障害を対象として，2018 年より千葉大学医学部附属病院に PAM 外来を開設した．大学病院の特性を活かし，各部門の専門家と連携した診療を行っている．

❷診療の工夫

少しでも効率よく診察を進めるため，患者さんに PAM 専用の問診票をお渡しして待ち時間にご記入いただき，それを参照して診察を進めている．特に音楽に関する経歴や練習の習慣，直近のスケジュールなどは，通常の診察では聴取しない事項であるが，治療計画に関わるので有用である．

絶対的な手術適応を除けば，保存加療となるケースが比較的多く，既製品やオーダーメイドの装具も積極的に活用する．楽器や罹患部位によって演奏中に装着可能なものと不可能な装具があるので，うまく使い分けをする．微調整が必要なので，作業療法士や装具士と連携して対応する．

また，スポーツ医学のアスリートと同様に，早期に演奏復帰を目指すリハビリテーションを

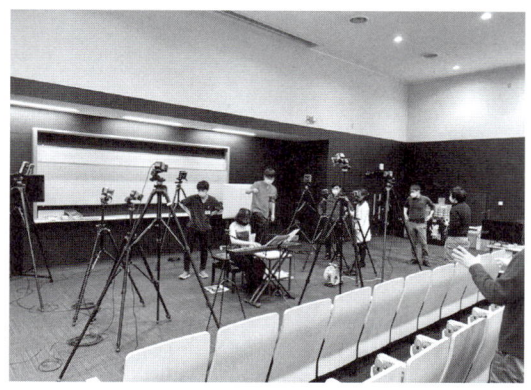

図3 演奏動作解析の様子

提供している．通常のプログラムを基盤に，楽器を用いたリハビリテーションも実施する．段階的に時間や演奏強度を漸増し，負荷を超過しないように十分に注意する．患者はケガや病気による演奏機能低下に落胆し，早く完璧に復帰しなければという焦燥感や使命感が強いことが多いが，あせらずに進めることの必要性を伝える．当外来では，特にピアニスト向けの演奏リハビリテーションとして，Guildhall 音楽院ピアノ科の小川典子教授のご協力で，スモールステップで演奏に復帰するプログラムを考案した．回復度に応じ，テクニックごとの楽譜を提示し，動画で閲覧できるようにしている．

❸研究の必要性

基礎研究や臨床試験による PAM 診療のエビデンスの構築が期待されている．加えて臨床現場では，自身にパフォーミングアーツの経験がない医療者でも理解可能な治療指針の提示も必要である．筆者は上肢の 3 次元的動作解析を行っている（**図3**）．積極的に研究を進めて学会発表と論文化を行い，日本から世界に PAM 関連の研究を発信していきたい．

6 ▶ PAM を学びたい方へ

❶知識や経験を得るための身近な方法

自分の所属する病院やクリニックに PAM を学んだことのある指導者がいないことも多く，

どうすればよいかわからない方も多いだろう. その場合, まずは書籍や文献による情報収集が第1歩であるが, 実際に診療経験を積むことも必要である. そのためには日々の問診で必ず職業を確認することを習慣にする. そしてなるべくパフォーマンスを観察することが重要である. 持ち運びできる楽器であれば, 患者に持参してもらって演奏の様子を確認することが望ましい. 診察には時間がかかり, 音も発生するため, 外来時間や時間帯を工夫する必要があるかもしれない. 国内外の研究会や学会に足を運び, 参加者とのディスカッションを通して多様な意見に触れることも有用である.

❷キャリア形成の道筋

PAM という専門領域の位置付けについては, 留学先で得た情報を勘案しても, 既存の診療科に主たる所属を置いたうえで選択する subspeciality の1つと考えている. たとえば主たる所属科を整形外科とするならば, まず外傷の初期治療中心に経験を積んで専門医資格を取得する. その後細分化した専門を選択して研鑽を積みながら, PAM の診療や研究に携わるというのが現状である. ゆえに PAM を専攻したい医学生や研修医にとっては, 長期的なキャリア計画が必要になるのは否定できない.

UCL 大学院の PAM 学科は, 卒業後に BAPAM Clinic やその他の医療機関で PAM を専門にして働くことを支援している. 日本には

まだこのような機関がないので, 医学生や研修医等の若手の医師は, 勤務先を検討する際に, 指導医の中に PAM の診療や研究の経験がある医師がいるかを確認しておくとよい. PAM を専攻するまでモチベーションを維持するのは容易ではないが, 素晴らしいアーティスト達が紡ぎ出す芸術を医療者として支えられることへの情熱を胸に, なんとか持ち堪えてほしい.

また, 筋骨格系のケガや病気への対応において, 保存/手術加療のいずれにおいてもリハビリテーションが重要になる. イギリスにおいても PAM に詳しい理学療法士や作業療法士の活躍が目覚ましく, 本邦と異なり開業権もあるため, 彼らの運営する PAM 専門のリハビリテーションクリニックがある. イギリスの handtherapist の Butler, K. OT やオーストラリアの physiotherapist の ackermann, B. 准教授は音楽家のリハビリテーション分野でご活躍されており, 教科書や文献も参考になるので参照されるとよい.

7 ▶ 展望

このような執筆の機会が与えられたことに深く感謝するとともに, この本を手にとられた方に, 少しでもお役に立てていただけることを願いたい. PAM は新しい分野であり, これから創り上げていく学問である. 仲間とともに臨床と研究を充実させ, 皆で盛り上げていきたい.

文献

1) Winspur, I.：The Musician's Hand：A Clinical Guide, 2nd ed. Jaypee Brothers Medical Publishers, New Delhi, 2018

2) Sataloff, R.T., Brandfonbrener, A.G., Lederman, R.J.: Performing Arts Medicine, 3rd ed. Science & Medicine, Arlington, 2010

3) Bird, H.A.：Performing Arts Medicine in Clinical Practice. Springer, Berlin, 2015

88002-135 JCOPY

1 音楽家のジストニア

堀内正浩

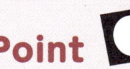
Point

▶ ピアニストやギタリストの手や，管楽器奏者のアンブシュア，歌手の声帯など多部位に起こりうる．

▶ 480名の音楽大学生のうち1.25%の学生において，演奏時にジストニアが出現するとの回答が得られた．

▶ 音楽家のジストニアは難治性が多いがリハビリテーション，内服，注射，外科手術などの治療がある．

1 ▶ 音楽家のジストニアにはどのようなものがあるか

　ジストニア（dystonia）とは，dys（異常な）tonia（筋緊張）を指す．音楽家のジストニアは，高度の複雑さと正確さを必要とする反復動作を，長年にわたって行ってきた身体部位に発症すると考えられている[1, 2]．ピアニストやギタリストの手指や手関節，前腕が屈曲・伸展・回内・回外したり，トランペットなどの管楽器奏者のアンブシュア（演奏するときの顔，顎，口腔の形）がうまく定まらなかったり，歌手が声帯（喉頭）の緊張によって歌えなくなったりする．音楽家のジストニアの発症機序を**図1**[3]に示す．

　大脳の感覚運動野は手だけでなく，顔，顎，口腔，喉頭の応答部位があり，繰り返しのトレー

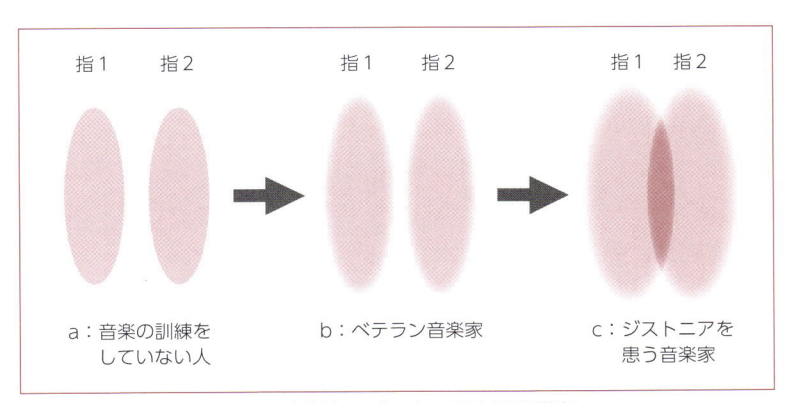

　　　指1　　指2　　　　　　　指1　　指2　　　　　　　指1　指2

a：音楽の訓練を　　　　　　b：ベテラン音楽家　　　　　c：ジストニアを
　　していない人　　　　　　　　　　　　　　　　　　　　　患う音楽家

図1　音楽家のジストニアの発症機序
音楽の訓練を受けていない人については，それぞれの指の感覚を司る皮質領域がはっきり限定されており重複していない．ベテラン音楽家は，指のトレーニングにより，各指の感覚を司る皮質領域が増大している．ジストニアを患う音楽家の場合，各指に関する皮質野が増大するだけでなく重複部分が発生するため，1本の指を曲げようとしても，複数の指が曲がるようになってしまう．
（Rosset i Llobet, J., Fàbregas i Molas, S.：Musician's Dystonia：A Practical Manual to Understand and Take Care of The Disorder That Affect The Ability to Play Music. DMG Panamir, Rome, 2010[3] より引用）

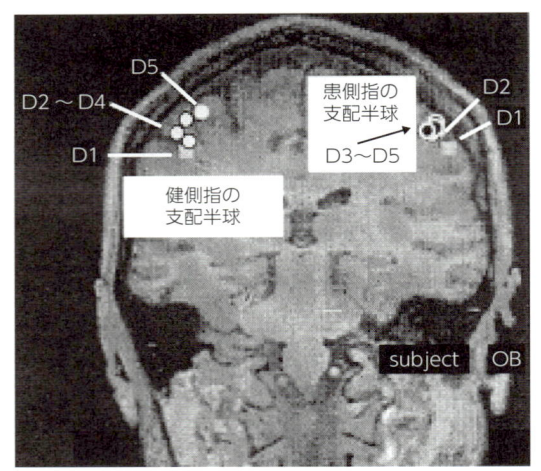

図2　職業ジストニアに伴う感覚運動野の病的変化

ジストニアに罹患したギタリストの指の感覚運動野である．D1～D5は親指から小指に対応．ジストニアではない左手を支配している側の大脳半球（右脳）ではそれぞれの指が独立し，ジストニアの症状がある右手の指の応答部位（左脳）ではD3～D5までが重複している．

〔Elbert, T., Candia,V., Altenmüller,E. et al.: Alteration of digital representations in somatosensory cortex in focal hand dystonia. Neuroreport, 9（16）；3571-3575, 1998[4] より引用〕

ニングにより皮質領域が増大して重複するため，他の部位にも力が入ってしまう．（**図2**）[4]

　特に手の症状である奏楽手痙（musician's cramp）は，楽器演奏を始めたのが遅い人に発症しやすい．スキャモンの発育曲線（**図3**）[5]が示すように，脳（神経型）は12歳頃までには既に成熟期に達している．それ以降に楽器の演奏を始めると，各指の感覚を司る脳の皮質領域が現状以上には増えないため，各指に対する皮質領域が増大して重複部位が生じやすくなるからである．

　ピアノは3～4歳から始めると，小学校に上がる頃には相当の難曲を弾けるようになっていることが多い．しかし，高校生になってからピアノを始めたとしても，難曲を弾きこなせるようになることは困難だろう．テニスやゴルフといった微妙なタッチが必要な競技もまた，幼少期から始めないと一流になることは難しい．それは幼少期から競技を始めて10歳代でチャン

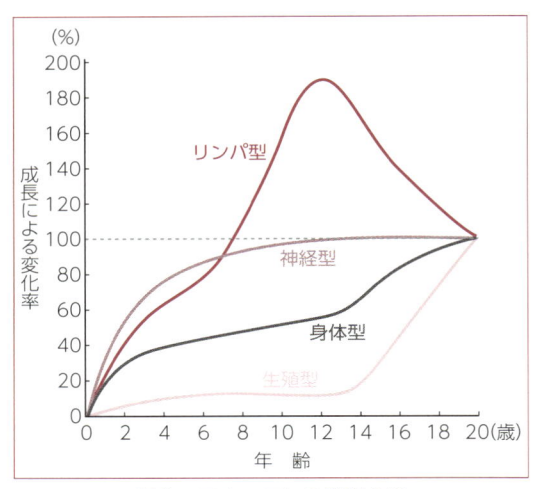

図3　スキャモンの発育曲線

誕生から発育量を100%とした発育増加率．

〔Scammon, R.E. : The measurement of the body in childhood. The Measurement of Man（J.A., Harris, C.M. Jackson., D.G. Paterson, et al. eds）, Univ of Minnesota Press, Minneapolis, 1930[5] より引用〕

ピオンになっている選手が多いことをみてもわかると思う．

　音楽家のジストニアについては，長年にわたって練習した人に発症しやすく，かつ，始めに年齢が遅いほど発症しやすいと考えられる．

2▶音楽家のジストニアは，どのくらいの頻度で起こるか

　480名の音楽大学生のうち1.25%の学生において，演奏時にジストニアが出現するとの回答が得られた[6]．プロの音楽家では，発症率は100人に1人といわれている[2]．

3▶音楽家のジストニアはどのように診断するか

　診断においては，腱鞘炎，心因性を除外し，ジストニアの特徴である動作特異性・定型性，感覚トリック（体の一部に自身の手などで感覚入力を与えることによって症状が軽快する）を確認すべきである[2]．

4 ▶ 音楽家のジストニアの治療法にはどのようなものがあるか

音楽家のジストニアは難治性が多いが内服，ボツリヌス毒素注射，外科手術，リハビリテーションなどの治療がある[2]．内服ではトリヘキシフェニジル，バクロフェン，クロナゼパム，メキシレチン，ゾルピデムは試みてよい．ボツリヌス毒素注射は奏楽手痙，管楽器奏者の口顎（保険適用外），歌手の声帯（痙攣性発声障害）に行われる．外科手術では，視床の凝固術は一側上肢遠位部に限局する場合に限り，一部の施設で行われている．痙攣性発声障害で内転型の場合では，甲状披裂筋切除，甲状軟骨形成術が行われることがある．

文献

1) Rosset i Llobet, J., Fàbregas i Molas, S. 原著，平孝臣，堀内正浩監，ジストニア友の会訳：どうして弾けなくなるの？―〈音楽家のジストニア〉の正しい知識のために―．音楽之友社，東京，p.15-53, 2012
2) 「ジストニア診療ガイドライン」作成委員会編，日本神経学会監：ジストニア診療ガイドライン2018．南江堂，東京，p.121-125, 2018.
3) Rosset i Llobet, J., Fàbregas i Molas, S.：Musician's Dystonia：A Practical Manual to Understand and Take Care of The Disorder That Affect The Ability to Play Music. DMG Panamir, Rome, 2010
4) Elbert,T., Candia,V., Altenmüller,E. et al.: Alteration of digital representations in somatosensory cortex in focal hand dystonia. Neuroreport, 9（16）：3571-3575, 1998
5) Scammon, R.E. :The measurement of the body in childhood. The Measurement of Man（J.A., Harris, C.M. Jackson., D.G. Paterson, et al. eds），Univ of Minnesota Press, Minneapolis, 1930
6) 小仲 邦，望月秀樹：音楽大学生における音楽家のジストニアの実態調査．臨床神経学，55（4）：263-265, 2015

2 音楽家の手の障害 (Musician's Hand)

花香　恵・射場浩介

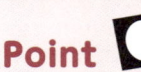
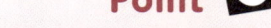

Point

▶ 楽器演奏による障害は主にオーバーユースに起因するが，演奏レベル維持のため長期安静は困難である．

▶ 音楽家の楽器演奏による手の障害の診療には，楽器や演奏方法を十分に理解することが必要である．

▶ 演奏には高度で繊細な手の動きが必要で，病態把握，診断，治療方法の決定には慎重な検討を要する．

　音楽家医学は音楽家の身体の障害を治療する分野であり，音楽家の障害として手の障害は問題となることが多い．音楽家の手の障害として，ピアニストの手の障害に着目した報告が 1887 年にイギリスでなされ，本邦では 2004 年に日本演奏家医学シンポジウムが開催された．スポーツ医学におけるオーバーユース（overuse）障害が音楽家の障害に類似することが指摘されており，音楽活動の隆盛に伴い，障害発生は増加していくと考えられる．本稿で音楽家の手の障害について，筆者らの一般手外科外来における保存加療を中心に診療時の留意点について概説する．

1 ▶ 音楽家の手の障害

　音楽家の手に生じる障害は，楽器演奏によるもの，音楽家に発生した疾患や外傷によるもの，心理的要因によるものの 3 つに分けられる．楽器演奏による障害は主にオーバーユースに起因するが，楽器演奏家にとって長期間の安静治療は，その演奏レベルを維持するためには困難な場合が多い．演奏では高度で繊細な手の動きが要求されるため，治療計画を立てる際には，病態の把握，診断，治療方法の決定には慎重な検

討を要する[1]．

2 ▶ 外来診療における留意点

❶ 医療者側が楽器や演奏法を知る

　患者が楽器演奏時の指の痛みやしびれを訴えて外来を受診した場合，どのような楽器をどのように演奏しているか知る必要がある[2]．外来に楽器を持参してもらい，実際の演奏を見せてもらうのが理想であるが，一般外来にそのような演奏が可能である設備を有している医療施設はほとんどない．そのため筆者らは，楽器を演奏している様子を撮影して持参してもらうようにしている（**図1**）．この際，単独での練習だけでなく，部活動や交響楽団など全体での練習が多い場合には，実際に即した演奏状況を撮影してきてもらうのがよい．演奏による障害は，楽器保持による障害，演奏肢位による障害，演奏法による障害とさまざまである．楽器の持ち方，譜面台との距離による肢位の差異，体格による肢位の影響は，患者からの言葉だけでは評価が困難である．演奏状況を知ることは楽器の形態だけでなく，それらの情報を効果的に得られると考える．楽器の保持におけるオーバーユース症状は，楽器の大きさに影響される場合

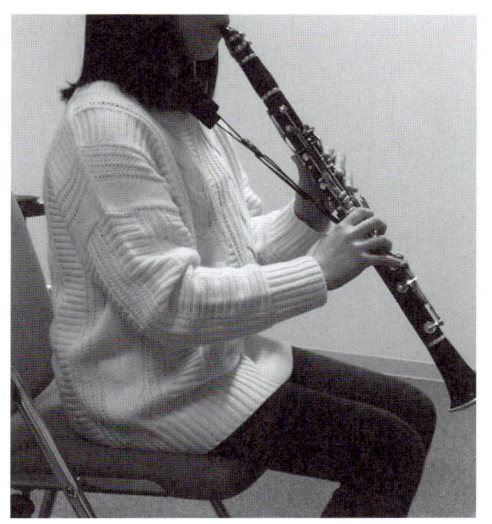

図1　診察の参考とする演奏時の様子を撮影
楽器の保持肢位だけでなく，演奏肢位のわかる全身を
撮影した様子を持参してもらう．

があり，体格の小さい者や筋肉量の少ない者が
症状を呈しやすいとされる．そのため，体格が
比較的小さい日本人女性では，特に注意を要す
る．演奏による障害の診察には，体格と楽器特
性の双方を照らし合わせて評価することが必要
である．

❷症状や病態を知る

　楽器演奏家の手の障害はオーバーユースによ
る炎症や関節症，楽器演奏時特有の肢位による
絞扼性神経障害が多く，症例により病態がさま

ざまである．また，同じ演奏楽器による障害に
おいても種々の病態を呈する．著者らが治療を
行った楽器演奏家20例26手では，腱鞘炎7手，
肘部管症候群5手，手指関節症5手，手指関節
炎3手，その他6手7疾患と計11疾患であり，
多くの異なった病態を認めた．主訴は，疼痛が
20手，しびれが5手，可動域制限などその他
が3手であった．楽器演奏時の症状では，疼痛
が最も多かった[2, 3]．

❸治療目標のレベルを知る

　楽器演奏では繊細な手の動きが必要となる．
そのため，日常生活ではまったく問題とならな
い手指運動時の微細なバランスの変化が，楽器
演奏では問題となることがある．音楽家の手の
障害を診療する際には，症状や病態を把握し，
演奏者にとって必要な治療目標レベルを理解し
た上で，慎重な治療計画を立てることが重要と
なる．

【症例】

　18歳女性．クラリネット奏者．母指CM関
節に楽器保持による演奏時の痛みがあり，オー
バーユースによる右母指CM関節炎と診断し
た．母指CM関節は固定とし，IP，MP関節は
可動性をもち，装着下に演奏が可能となるよう
な装具を使用した（**図2**）．装具使用にて演奏

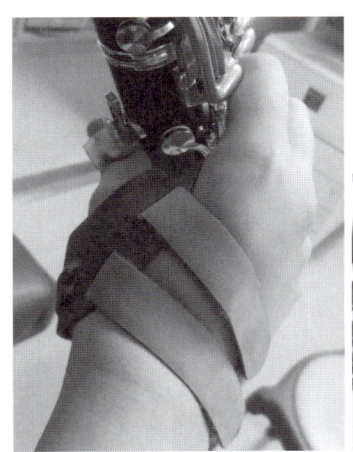 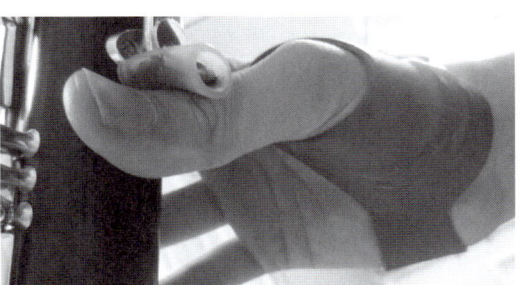

a：上から　　　　　　　　　　　　b：下から
図2　母指CM関節固定装具を使用
IP，MP関節は可動性をもち，装着下に母指でクラリネットを保持でき演奏が可能である．

時の疼痛は改善し，治療開始後1ヵ月でクラリネット演奏に完全復帰した．

3▶演奏による手の障害の治療

　楽器演奏家の手の障害に対して計画を立てる場合は，ギプス固定などの演奏レベルが低下する可能性のある治療や，早期復帰が困難になる外科的治療は，初回治療として基本的には避けるべきと考える．そのため，リハビリテーションや演奏継続が可能な装具療法などの保存的療法が第一選択となることが多い．学生，アマチュア，プロなど音楽家としてのレベルに関係なく，演奏レベルを維持するためには楽器演奏の継続を考慮した治療計画を立てることが重要となる．このため，個々の患者の病態と演奏目標レベルに対応したリハビリテーションや装具治療を個別に検討する必要がある．また，手術治療を計画する場合は，術後に獲得可能と考える治療結果と患者が必要とする手術効果について慎重に検討したうえで，その適応を決める必要が

ある．演奏による手の障害の大部分はオーバーユースによるものであり，同じ演奏曲においても演奏フォームを改善することで演奏時の手指への負荷を軽減し，症状の改善につながる．治療法の選択は症状緩和のみならず，演奏能力の維持を考慮し，個々の患者の病態や環境に応じた対応が必要である．

4▶演奏への理解

　一般の手外科専門医が音楽家の手の障害を診療する際の留意点について自験例を中心に解説した．障害の種類や疾患は多様であり，病態の把握や診断，治療法の選択には慎重な検討が必要である．演奏時には楽器特有の肢位や動作があることに留意する．日常生活に支障をきたさない程度の疾患や外傷においても，演奏には支障をきたす場合がある．診療を行う医師も楽器の特異性や演奏法，演奏状況を理解し，治療計画を立てる必要がある．

文献

1）　Winsper, I, Wynn Parry. C. B. 編著，酒井直隆，根本孝一監訳：音楽家の手―臨床ガイド―．協同医書出版社，東京，p. vii - viii，2006
2）　射場浩介，渡邊祐大：音楽家の手（ミュージシャンハンド）のメカニズム，診断，治療とリハビリテーション．舞台医学入門（武藤芳照監，山下敏彦，田中康仁，山本謙吾編）．新興医学出版社，東京，p.18-25，2018
3）　花香　恵，射場浩介，大木豪介ほか：Musician's hand の治療成績．日手会誌，30（6）；1022-1025，2014

3 管弦楽奏者の上肢障害

永井太朗・西田 淳・山本謙吾

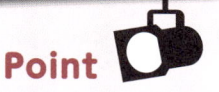

Point

▶ 管弦楽奏者では筋骨格系障害を生じやすく，特に上肢障害が多い.

▶ 原因としてオーバーユース，ミスユース，楽器と身体の不適合，楽器特有の演奏姿勢などが挙げられる.

▶ 疼痛を自覚する奏者は多いが課題も多く診療体制や治療法を確立していくことが重要である.

本邦において音楽の演奏を行う人口は総務省の統計で，全国民の約10%と報告されている. また過去の報告では演奏者の50〜81%で筋骨格系障害を生じているとされており[1]非常に多くの筋骨格系障害に悩む奏者が存在すると考えられる. しかしながら演奏家と同様に活動によって筋骨格系障害を生じやすいスポーツ選手が医療と近い距離にあることに比べて演奏家と医療の関係には課題も多い. スポーツ医学には長年の蓄積があり医療者，選手，指導者の距離が近く適切な時期に受診に至る仕組みが発達している. これに対して演奏家では障害が生じた際の対応が明確でなく，専門とする医師も少ないのが現状である.

1 ▶ 楽器による特徴

楽器により生じやすい障害についてはさまざま指摘されている. 代表的なものとしてヴァイオリンでは肩や肘，僧帽筋の疼痛や手指の腱鞘炎が，フルートなどの管楽器では頚椎や胸椎の疼痛，手指の腱鞘炎，絞扼性神経障害が，ピアノでは腱鞘炎や手関節痛，腰痛などが挙げられている[2]. いずれの楽器においても上肢の障害が多い傾向にある. しかし必ずしも前述の障害

に限られるわけではなく十分な診察で障害と原因を明らかにすることが重要である.

2 ▶ 疼痛の原因

疼痛の原因としては最も多く挙げられるのがオーバーユース（overuse）である. 演奏家の練習時間は演奏会前には1日あたり10時間を超えることも多くオーバーユースの生じやすい環境にある. 過去の報告では演奏会前の演奏時間の増加した期間に疼痛が生じやすいとされている[3]. 通常オーバーユースによる疼痛では可及的な安静を指示することが正しいとされる. しかしながら演奏時間を短くすることは演奏レベルの低下につながり演奏家にとって大きな技術的マイナスとなるだけでなく，社会的立場の喪失につながる恐れもある. このため演奏家の治療ではできるだけ演奏を継続しながら改善を目指すことが望まれる.

また不適切な演奏法（misuse：ミスユース）により疼痛が悪化している例もあり，その場合指導者と医療者が協力して対応していく必要がある. 時に演奏法の改善のために装具を用いることもあり，各楽器に合わせた装具の作成が求められる場合もある. オーバーユースとミス

ユースは同時に原因となっている場合もあり総
合的な診断が求められる．その他の原因として
身体と楽器の適合性が悪い場合も挙げられる．
これは身体に対して楽器が大きく無理な演奏姿
勢を強いられ，肩，肘，手指などの関節の可動
域を酷使することにより出現する疼痛などが含
まれる．また楽器による演奏姿勢の特性による
障害もある．これは演奏姿勢が左右非対称で体
幹や肩甲帯，上肢にストレスがかかった状態で
の演奏を強いられることで疼痛が誘発される場
合や，楽器の重量を支える手指を中心とした上
肢の障害などが含まれる．

　演奏姿勢の一例として管弦楽の楽器のなかで
も最も筋骨格系障害が生じやすい楽器の1つと
されるフルートの演奏姿勢を提示する．左右非
対称な演奏姿勢であり，頚椎は回旋し，肘と肩
にも負担がかかりやすい（**図1**）．上肢に注目
すると，3点支持と呼ばれる指3本での楽器の
支持は，手指への楽器の荷重が負担となる．ま
た手関節は背屈位となり手根管症候群などの誘
発も懸念される（**図2**）．このようにフルートは，
身体への負担の大きい楽器であることは以前か
ら指摘されているが，演奏家からは正しい演奏
姿勢で適切に演奏することで疼痛の発生は軽減
できるとの声もあり，今後動作解析などを行う
ことで筋骨格系障害発症の原因解明が望まれ
る．

3 ▶ 筋骨格系障害の発生頻度

　報告により異なるが，演奏家の筋骨格系障害
の発生頻度は50〜80％程度とされている[1]．
筆者らの未発表のデータであるが，楽器の中で
も特に筋骨格系障害が生じやすいとされるフ
ルート奏者に対して行った調査では61名中38
名（62.3％）が筋骨格系障害の自覚があった．
障害部位の内訳としては，手指・手関節が
60％，肩，頚部が32％，肘・前腕が40％であり，
本調査では全例が上肢障害という結果であっ

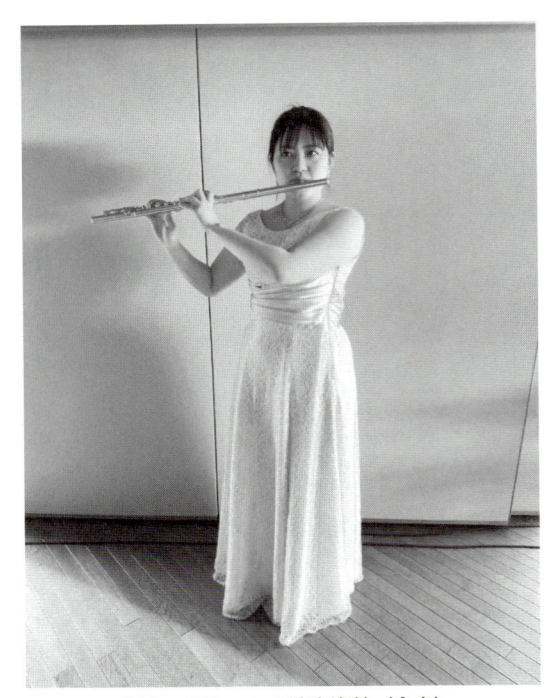

図1　フルートの演奏姿勢（全身）
左右非対称な演奏姿勢で，頚椎は回旋し，肘・肩にも
負担がかかりやすい．

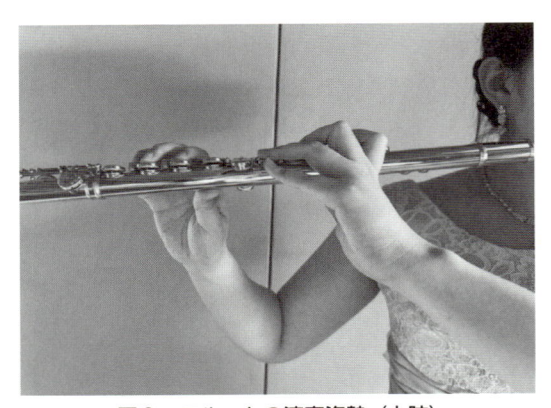

図2　フルートの演奏姿勢（上肢）
3点支持による，手指への負担や，手関節の背屈によ
る手関節への負担が懸念される．

た．本調査では有訴者は全体の62.3％と多かっ
たが，このなかで通院したことがあると答えた
のは14/38名で有訴者中の36.8％に過ぎなかっ
た．演奏家と医療者の相互理解を深め早期に受
診できる環境を整えていくこととともに，医療
者側の知見の積み上げや啓発も重要と考えられ
る．

88002-135

4 ▶ 手術加療を要する症例

スポーツ選手の障害では早期復帰のために早期の手術が推奨される場合も多いが，演奏家の上肢障害における手術適応は慎重に判断される場合が多い．これは多くの疼痛が一撃外傷ではなくオーバーユース，ミスユースや変性によって生じていること，演奏家の上肢が非常に精緻な運動，知覚を要求され，観血的治療の影響が危惧されること等に起因する．しかしながら手術適応と考えられる例も存在し，絞扼性神経障害，腱付着部炎などが代表的である．絞扼性神経障害では知覚鈍麻や筋萎縮が生じる以前の状態における手術加療が必要である．腱付着部炎では snapping などで演奏に支障をきたす場合などである．また演奏家では骨折や腱損傷などの外傷があった場合，できるだけ早期の手術に加え，正確な整復位の獲得と早期 ROM に向けた強固な固定が重要とされている[2]．腫瘍性病変が存在する場合，悪性腫瘍の場合は生命予後に関わるため腫瘍学的な切除縁が求められるのは当然であるが，良性腫瘍の場合には手術適応の判断が難しい．絶対的な手術適応はないものの腫瘍性病変による演奏活動の妨げの程度と切除術により，加わる可能性のある微小な障害発生の可能性の利益と不利益を考慮する必要がある．関節から生じたガングリオンなどで可動域が制限され演奏に影響が出る場合などは，早期に手術を行うことで演奏能力の回復・向上につながる場合もある．

5 ▶ 今後の展望

管弦楽奏者に生じる筋骨格系障害は上肢を中心に頻度が高いが受診に至る割合が少なく，受診に至ったとしても専門の医師が少ない現状があり適切な医療機関にたどり着かない可能性がある．今後大規模な疫学的調査を行い実態を明らかにしていくことや，治療に関するエビデンスを積み上げていくことが求められる．また専門外来の開設と周知により診療が必要な演奏家が適切な施設に早期に受診できる仕組みを構築していくことも重要と考える．

本稿の一部は文科省科学研究費補助金若手研究（20306875）及び，整形災害外科学研究助成により行った研究結果を用いた．

文献

1) 金塚 彩，鈴木 崇根，岩瀬 真希ほか：音楽家の筋骨格系問題についてのアンケート調査と検診の報告．日手会誌，32（3）；352-355，2015
2) Winsper, I., Wynn Parry, C. B. 編著，酒井直隆，根本孝一監訳：音楽家の手―臨床ガイド―．協同医書出版社，東京，p.13-32，2006
3) Sakai, N.: Hand pain related to keyboard techniques in patients. Med Probl Perform Artists, 7；63-65, 1992

4 ピアノ演奏と足部障害

森田成紀

Point

▶ ピアノ奏者には，ペダル操作における足関節のスムーズな底背屈運動が求められる.

▶ ピアノ奏者の足部・足関節障害の治療においては，足関節の可動域を犠牲にしない治療が求められる.

▶ 足関節の可動域を確保できるならば，各障害に対して手術を含め積極的な治療を検討すればよい.

1 ▶ ピアノ奏者の足部・足関節運動

　ピアノ演奏では，鍵盤を操作する手指の動きに目がいきがちであるが，ピアノ下部のペダルを足でうまく使いこなし，演奏に抑揚をつけることも重要な演奏技術となる．繊細にペダルを操作するために，足関節の底背屈運動がスムーズにできることが最も重要である．そのため何らかの原因で足部・足関節に障害が発生し足関節の可動域制限を生じた場合には，ピアノ演奏に重大な支障をきたすことになる．ピアノ奏者に限れば，足部・足関節障害の治療においては，足関節可動域を再獲得することを最優先に治療を行い，また治療法を決定する際にも足関節の可動域を犠牲にするような治療法については優先されるべきでないと考える．自験例から，ピアノ奏者の足関節障害に対して足関節可動域の温存を図る治療例を提示する.

2 ▶ 症例

　【症例】35 歳女性，ピアノ奏者.

　【主訴】両足関節痛.

　【既往歴】急性リンパ性白血病（ステロイド治療歴あり）.

　【現病歴】初診 1 年前から両足関節痛が出現

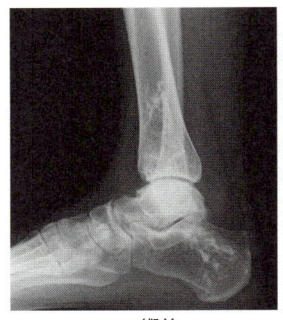 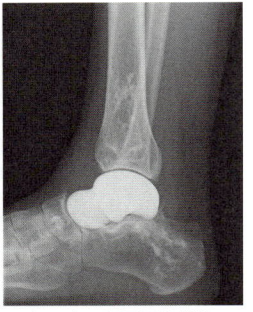

a：術前　　　　　b：人工距骨置換術後

図 1　術前後右足関節単純 X 線（荷重時側面像）
a：距骨を中心に骨壊死を認めた.
b：隣接関節の障害なく，人工距骨が適合している.

し，次第に増悪したため近医を受診．両側ステロイド性距骨壊死と診断され，手術治療目的に当科を紹介受診.

　【画像所見】両側とも距骨を中心に，脛骨遠位や踵骨にも骨壊死を認めた（**図 1 a**）.

　【診断】両側ステロイド性距骨壊死.

　【治療計画のポイント】活動性の高い若年者であり，通常であれば耐久性を考慮し距腿関節や脛距踵関節の関節固定術がスタンダードな治療法となるが，ピアノ奏者であり繊細なペダル操作を行いたい希望が強く，患者と十分に相談のうえ，足関節可動域の確保を期待して人工距骨置換術での治療を計画した.

【手術加療】左側は初診後4ヵ月に，右側は初診後11ヵ月に人工距骨置換術を実施．

【術後経過】術後10年．隣接関節の障害なく，ピアノ演奏におけるパフォーマンス低下も見られない（**図1b**）．

【最終足関節可動域】右足関節　背屈・底屈：5°・45°，左足関節　背屈・底屈：10°・30°．

3▶ピアノ奏者に発生する足部・足関節障害

ピアノ奏者によく発生する足部・足関節障害の報告は，渉猟しえた範囲には見られない．ただ繰り返すペダル操作や，着用する靴の状況などから以下のような障害が起こる可能性は否定できない．各病態の特徴について簡潔に述べ，ピアノ奏者に勧められる治療法を提示する．なお治療の基本としては，足関節の可動域を犠牲にさえしなければ，各障害に対して手術を含め積極的な治療を検討すればよい．

❶母趾種子骨障害

ピアノ奏者は，ペダル操作の反復に伴う種子骨疲労骨折や中足骨頭との関節症に伴う疼痛，二分種子骨部の疼痛などが生じる可能性がある．母趾種子骨障害[1]（**図2a**）は，荷重による衝撃を受けやすい内側種子骨に発生しやすい．

1）診断

身体所見上，種子骨部の圧痛や腫脹，母趾背屈に伴う疼痛増強が見られる．また各種画像検査で，骨折や関節症の有無などを評価する．

2）治療

骨折に対しては，1ヵ月程度の外固定で母趾の安静を図る．関節症や二分種子骨であれば，運動制限や足底挿板での局所安静，ブロック加療などを試みる．これらの保存加療で症状の改

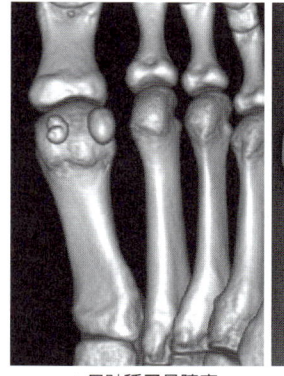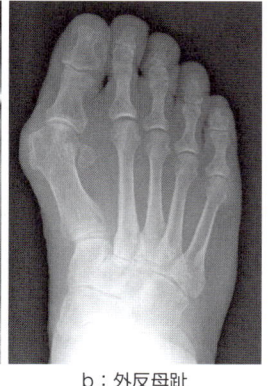

a：母趾種子骨障害　　　　b：外反母趾
図2　ピアノ奏者に起こりうる足部障害

善が得られなければ，手術での種子骨摘出術を検討する[1]．

❷外反母趾

特に女性ピアノ奏者では正装時のヒールシューズ装着が外的要因となり，外反母趾[2]（**図2b**）を発症する可能性がある．

1）診断

身体所見上，外反母趾変形を呈しており，荷重時足部正面の単純X線にて母趾基節骨軸と第1中足骨軸のなす角である外反母趾角が20°以上の母趾変形を呈していることを確認する．疼痛の出現部位は変形により多彩であるが，典型的には第1中足骨頭の内側突出部の滑液包炎から，同部の疼痛が出現することが多い．

2）治療

まずは靴の指導や足趾のストレッチング，母趾内反体操などの運動療法，足底挿板などの装具療法を行う．保存加療に抵抗性の疼痛が持続する場合には手術加療を検討する[2]．なおピアノ奏者であれば，足趾の血行障害などの手術禁忌がなければ積極的に手術を検討してもよいと考える．

文献

1）谷口　晃：母趾種子骨障害．図説足の臨床，第4版（高倉義典監，田中康仁，谷口　晃編）．メジカルビュー社，東京，p.160-162，2023

2）田中康仁：外反母趾．図説足の臨床，第4版（高倉義典監，田中康仁，谷口　晃編）．メジカルビュー社，東京，p.130-140，2023

5 音楽家の母指 CM 関節症に対する鏡視下手術

長嶋光幸・面川庄平

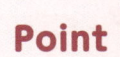

Point

▶ ピアニストの母指 CM 関節症に対する鏡視下関節形成術は有効な治療法の 1 つである.

▶ CM 関節の背側亜脱臼や第 1 中手骨の中枢移動により APL の機能不全が生じることがある.

▶ 音楽活動の継続のために母指 CM 関節症に対して早期の治療介入が重要である.

　楽器演奏にはきわめて繊細かつ高速な手指運動が求められるため，音楽家の手指障害に対しては疼痛の軽減だけでなく，可動域やピンチなどの機能的な改善を考慮した治療が必要である．今回，筆者らが行ったプロピアニストの母指 CM 関節症に対して鏡視下関節形成術を含めた治療経験を報告する．

1 ▶ 症例

　61 歳男性．職業はジャズピアニスト．右母指 CM 関節症に対して複数の病院で手術は勧められず，関節注射などの保存治療が行われてきた．10 時間 / 日の演奏を行うこともあり，2 週に 1 回の頻度で母指 CM 関節にステロイド注射を施行されていたが，母指痛の悪化および可動域制限による演奏パフォーマンスの低下を認め，手術を希望され，紹介となった．

　初診時理学所見は，握力 35/31kg（R/L），ピンチ 4.6/9.0kg（R/L），第 1・第 5 指尖最大距離は左 230mm に対して右 190mm であり，右側のピンチ力の低下と母指の可動域制限を認めた．また，visual analog scale（VAS）は 70mm であった．単純 X 線画像（**図 1 a, b**）では，母指 CM 関節は背側脱臼して，関節周囲に石

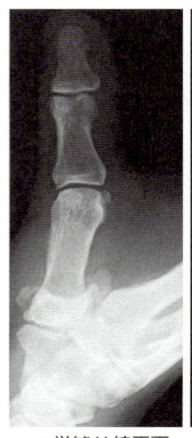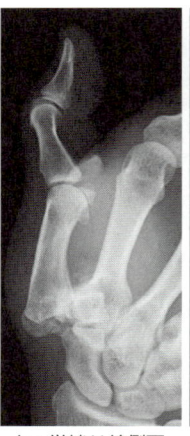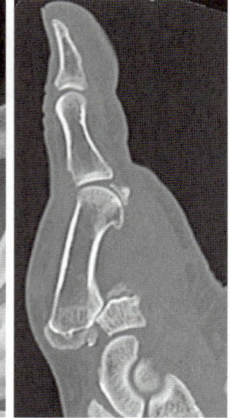

a：単純 X 線正面　　b：単純 X 線側面　　c：単純 CT 画像

図 1　術前画像

88002-135 JCOPY

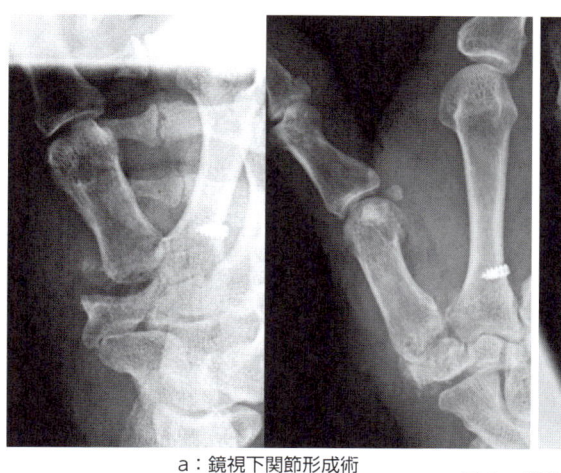

a：鏡視下関節形成術　　　　　　　　　　　b：Mini TightRope® による補強

図2　術後画像

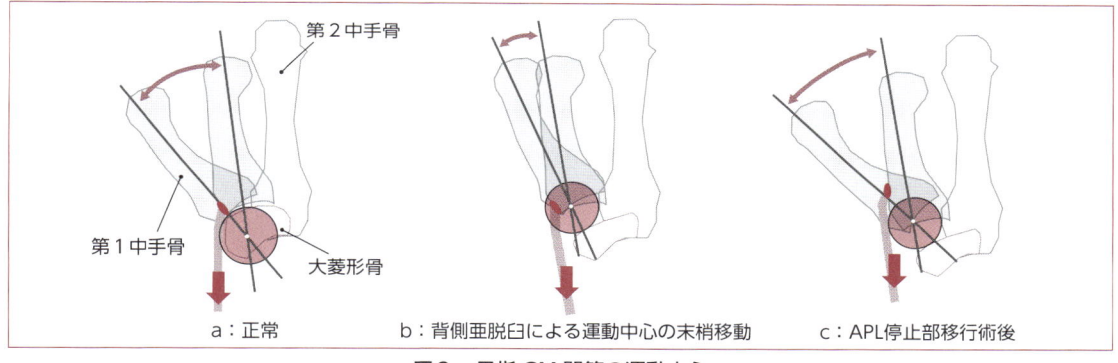

a：正常　　　　b：背側亜脱臼による運動中心の末梢移動　　　c：APL停止部移行術後

図3　母指CM関節の運動中心

灰化を認めており，単純CT画像（**図1c**）では第1中手骨基部掌側が削れて消失していた．

　手術では，母指CM関節に対して1-U portalとthenar portalを使用して関節鏡視下に大菱形骨を約3mm部分切除し，長母指外転筋腱（abductor pollicis longus：APL）を半採腱し，第2中手骨基部に通してinterference screwで固定するsuspension arthroplastyを施行した（**図2a**）．しかし，術後7日目の単純X線画像で第1中手骨の沈みこみがみられたため，Mini TightRope®（Arthrex社，アメリカ）を使用して第1中手骨の引き上げを補強する追加手術を施行した（**図2b**）．術後5ヵ月で疼痛は改善したが，母指橈側外転が十分にできないとの訴えを認めた．この原因は，CM関節の不安定性に伴う運動中心の末梢への変位，もしくは中

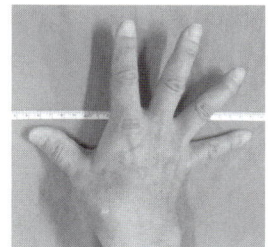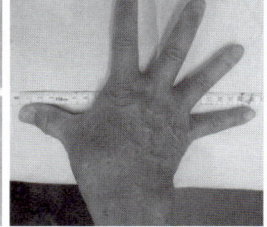

a：術前190mm　　　　b：術後210mm

図4　第1・5指尖最大距離

手骨の中枢移動によるAPLの機能不全と考えた．このため，APLの牽引力の再建のためAPLの停止部を運動中心より末梢に移行する追加手術を施行した（**図3**）．

　術後6ヵ月で第1・第5指尖最大距離は210mmと術前より大きくなり橈側外転は改善した（**図4**）．術後1年では，ピンチ7kg，VAS 0mmと疼痛とピンチは著明に改善しており，母指は

橈側外転40°掌側外転40°と可動域を維持しており，患者は演奏のパフォーマンスの改善を実感している．その後もピアニストを継続されており，母指CM関節の負担軽減のため練習時のテーピング指導を行い，経過観察を行っている．

2▶考察

鏡視下CM関節形成術は，関節包と靱帯が温存されるため，直視下手術よりも早期の機能回復が期待できる．しかし，本症例のようにCM関節が脱臼し，関節包・靭帯が破綻している症例では，関節不安定性が大きく，再脱臼や沈みこみのリスクが高い．関節固定術では，安定性と疼痛の改善が期待できるが，母指CM関節の運動領域が正常の約30％に減少することが報告されている．ピアノの鍵盤の規格は1つの鍵盤の幅は23mmであり，1オクターブ（ド〜シ）は165mmとなる．1オクターブを超えるような演奏を行うためには，第1・第5指尖最大距離が190mmを超えるような母指の橈側外転が必要となる．このため，ピアニストにとって，関節固定術は演奏のパフォーマンスの低下は必然的である．筆者らは母指の可動域の確保を第一に考え，APLを用いて鏡視下関節形成術を施行したが，十分な安定性が得られず，Mini TightRope®を併用することで安定性を確保することができた．

APLの機能不全の原因としてCM関節の背側亜脱臼と第1中手骨の中枢移動が考えられる．前者ではCM関節の運動中心が末梢に移動しAPLの機能不全が生じる．一方，後者ではAPL停止部が中枢に移動し，APLの機能不全が生じる．APLの機能不全に対してはAPL停止部を末梢に移行する追加手術を検討する必要がある．

筆者らの施設において2012〜2019年に行った鏡視下関節形成術の患者42名に対して音楽活動の有無及び継続率を調査したところ，8名の患者が音楽活動を行っていたが，術後も継続していた患者は2名と，継続率は25％であった．音楽活動をやめた理由の多くは，治療介入が遅く，手術待機期間が長かったことであった．このことから，母指CM関節症に対する早期の治療介入により，演奏パフォーマンスの低下を予防することが重要であり，まずは本疾患の啓発が不可欠である．

88002-135 **JCOPY**

1 バレエダンサーの足部障害

秋山　唯・仁木久照

Point

▶ クラシックバレエでは，トゥシューズの影響もあり，足部・足関節の障害が多い．

▶ バレエダンサーに PAIS，第 2 中足骨基部疲労骨折は特徴的な障害である．

▶ PAIS の保存加療の効果が得られず，復帰期限が決められている場合は，早期に手術を考慮すべきである．

　クラシックバレエでは，トゥシューズの影響もあり，足部・足関節の障害が多い．本稿では，バレエダンサーに多く，特徴的な障害である足関節後方インピンジメント症候群（posterior ankle impingement syndrome：PAIS）と第 2 中足骨基部疲労骨折を中心に紹介する．

1 ▶ 足関節後方インピンジメント症候群

　PAIS は足関節の底屈で距骨後突起を含めた骨性成分や足関節後方軟部組織がインピンジメントすることにより発症し（**図 1**），外傷とオーバーユース（overuse）によるものがある．

❶解剖学的特徴

　PAIS は診断に難渋することがあり，骨および軟部組織の解剖学的特徴を把握することが的確な診断と治療につながる[1,2]（**図 2**）．

1）距骨後突起・三角骨

　距骨後突起は，内側結節（posteromedial tubercle：PMT）と外側結節（posterolateral tubercle：PLT）からなり，結節の間には長母趾屈筋腱（flexor hallucis longus：FHL）が走行し骨性の腱溝を形成する．外側面には後距腓靭帯（posterior talofibular ligament：PTFL）が付着し，内側面には fibro-osseous tunnel の

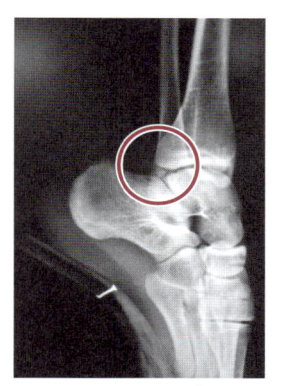

図 1　足関節後方インピンジメント
足関節の底屈で脛骨と踵骨に距骨後突起がインピンジメントしている．

支帯が付着する．PLT 骨折，Stieda 結節あるいは三角骨は，骨性の PAIS の原因となり，その発生頻度は約 10% 前後である[2]．

2）PTFL

　PTFL は，腓骨遠位後内側中央付着部から，距骨後外側辺縁を通り PLT および三角骨の一部に付着し，帯状に走行する足関節外側靭帯のなかで最も大きな靭帯である[2]．

3）PIML

　PAIS の原因となる軟部組織成分として，posterior intermalleolar ligament（PIML）の存在が注目されている[2,3]．PIML の走行は，

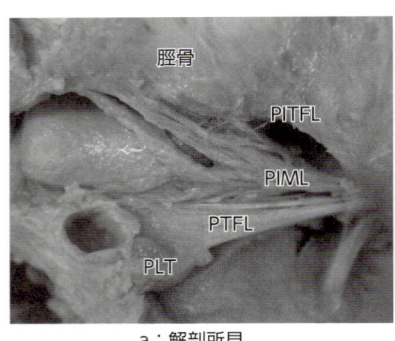
a：解剖所見

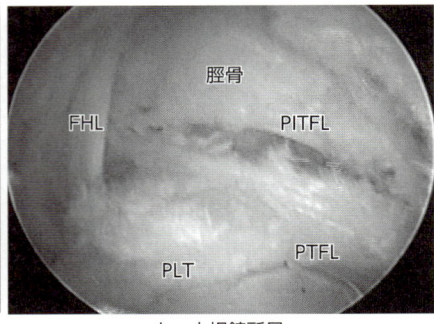
b：内視鏡所見

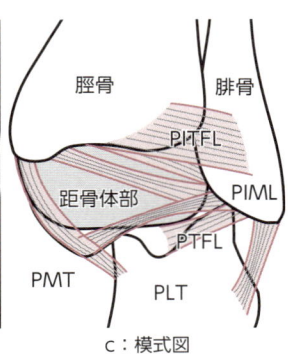
c：模式図

図2　足関節後方の解剖および内視鏡所見

PITFL：後下脛腓靱帯，PIML：posterior intermalleolar ligament，PTFL：後距腓靱帯，PMT：内側結節，PLT：外側結節．

5つに分類される[2]．帯状型は他と比較し広範に距腿関節後面に付着するので，インピンジメントの原因となる可能性が高い．

4）FHL

PMTとPLTの間の骨性の腱溝と，PMTとPLTの背側をfibro-osseous tunnelの支帯が付着し，その間をFHLが走行する[2]．PMTの内側には神経血管束が走行する．

❷診断

足関節最大底屈位で疼痛が誘発される．FHLのインピンジメントでは，腱の滑走時に引っかかり感や違和感を訴え，時に轢音を聴取する．足関節底屈位での母趾の伸展・屈曲は困難となり，母趾の他動運動で疼痛が誘発される．バレエでは，ジャンプ動作やポアントなどが疼痛で制限される．局所麻酔を距骨後突起周囲の軟部組織に注入することで疼痛が軽快すれば確定できる．最近，軟部組織性インピンジメント症候群に対し，超音波ガイド下の局所麻酔剤ブロックも有用性とされている．また足関節不安定性もPAISの誘因となるため，前方引き出しテストを行い，不安定性の有無を確認する．

❸治療

1）保存療法

運動時痛が主であり，症状がでる底屈動作を制限する．急性期には局所の安静を図ることが必要である．運動時痛に非ステロイド性抗炎症薬（NSAIDs）の内服や外用の効果が得られない場合は，漫然と使用しない．ブロック注射は，局所麻酔を距骨後突起周囲の部組織に注入する．またFHL腱鞘炎を伴う場合の腱周囲のステロイドの注入は，腱の脆弱化や断裂を惹起する可能性も危惧されており注意が必要である．

2）手術療法

保存加療の効果が得られない，復帰期限が決められているような場合は，早期に手術加療を考慮すべきである．後足部内視鏡手術[2]は，低侵襲で早期復帰が可能であり良好な成績が報告されている[1]．漫然と保存治療を継続する方が，パフォーマンス低下の持続や術後復帰遅延となる．

2 ▶第2中足骨基部疲労骨折

女性バレエダンサーに多くみられ，ポアント肢位でのジャンプおよび回転することが多いことによる運動特性，また美しい体型を保たなければならないため摂食障害に陥りやすく，著しい体脂肪率の低下による無月経などの内分泌的影響が起こり，骨量の減少を伴う影響も考えられている．解剖学的要因として，第2中足骨基部は内側楔状骨と関節を形成し，その間に強靭な骨間靱帯であるリスフラン靱帯が存在する．繰り返されるポアント肢位により同靱帯の付着部である第2中足骨基底部に応力がかかりやす

い可能性が考える．また長腓骨筋腱と後脛骨筋腱の関与が考えられ，ポアント肢位のように足関節底屈動作を行う際，第1中足骨基部に長腓骨筋腱が働き，第1中足骨は回内方向へ力がかかる．一方，第2～4中足骨基部には後脛骨筋腱が働き，回外方向へ力がかかりこの結果，第2中足骨基部には底側方向からの応力がかかりやすくなる可能性も考えられている．診断は，日常生活での痛みは少なく外観上の腫脹を認めないことが多く，この部位の疼痛を訴えるバレエダンサーが来院した際には注意が必要である．画像診断では，単純X線像により第2中足骨基部の骨折線を確認するが，本症は骨折線が中足骨基部底側から中足楔状関節内に向かい走行する．単純X線像では骨折線の描出が難しく（**図3**），強く疑う場合はCT，MRIを積極的に行うべきである．CTでは，離開部はより明瞭に観察でき（**図4**），MRIでは，STIR像で骨折部周囲の高信号を示し骨髄浮腫を認める（**図5**）．

●治療

　保存加療が原則であり，4週間の免荷・ギプス固定が望ましい．また中足楔状関節内に骨折線が及ぶ場合は，難治性であることが多く，診断時より骨癒合促進のため骨折超音波治療器の併用も考慮すべきである．その際は，骨折線の走行より底側から用いる必要がある[3]．

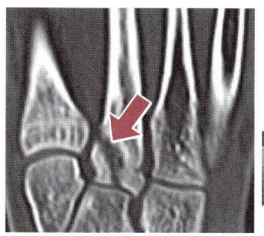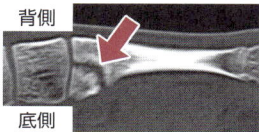

a：水平断　　　　b：矢状断

図4　CT

骨折線が中足骨基部底側から中足楔状関節内に向かい走行し，矢状断で離開部は底側に認め背側との連続は認めない．

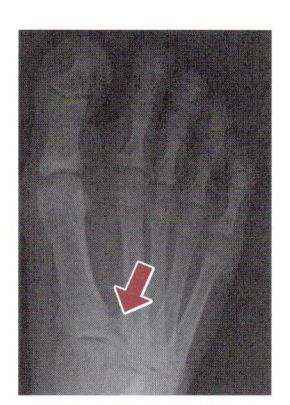

図3　足部荷重時X線

足部のアライメントは保たれているが，両側第2中足骨基部内側に骨皮質が不連続な部位を認め，周囲には骨硬化と皮質の肥厚を認める．

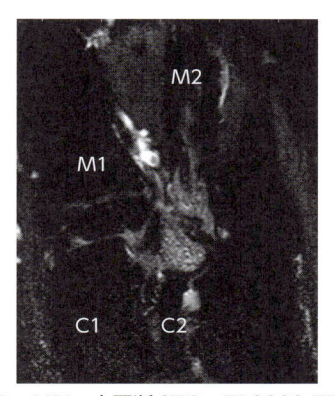

図5　MRI　水平断 STIR　TR2200 TE16

M1：第1中足骨，M2：第2中足骨，C1：内側楔状骨，C2：中間楔状骨．骨折部周辺に帯状高信号域があり骨髄浮腫像を認める．

文献

1）秋山　唯，平野貴章，仁木久照ほか：足関節後方の解剖学的検討．聖マリアンナ医大誌，39；101-111，2011
2）秋山　唯，仁木久照，平野貴章ほか：足関節後方インピンジメント症候群に対する後足部内視鏡手術の治療成績．日足外会誌，35（1）；44-47，2014
3）竹島憲一郎，平石英一，工藤加奈子ほか：バレエダンサーにおける第2中足骨基部疲労骨折の治療成績．日足外会誌，36（1）；114-118，2015

2 バレエダンサーにおける股関節障害

関　健・山本謙吾

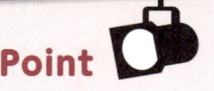

Point

▶ 可動域が大きく特異性の高いバレエ動作は股関節への負担が大きく，股関節障害が発生しうる．

▶ 股関節唇損傷や周囲の筋腱に由来する疼痛が多く，股関節の安定性を考慮し，保存加療が望ましい．

▶ 安静と注射による疼痛コントロール後に，理学療法による再発予防のための動作獲得を目指す．

1 ▶ バレエにおける股関節の機能

バレエでは股関節の極端な外旋と外転可動域が求められ，動作特異性が高い．下肢を大きく挙上する際には，5番ポジションという両下肢を90°ずつ外旋させた状態が基本となる．股関節を内外旋0°で外転すると60°ほどで大転子と腸骨翼が接触してしまうが，下肢を90°外旋すると股関節の外旋により大転子が後方へ移動することで腸骨翼との接触を回避し，より大きな可動域を獲得することができる．

2 ▶ バレエにおける股関節形態と柔軟性

実際に大きな股関節外旋可動域を得るには，骨形態的な変化と軟部の柔軟性が影響している．骨形態の影響では，大きい頚体角や，小さい寛骨臼の前方開角との関連性が指摘されており，成長期のバレエ活動との影響が示唆されている[1, 2]．また，エリートバレエダンサーでは寛骨臼形成不全や境界型寛骨臼形成不全の割合が多いとされている（**図1aの②**）[3]．軟部の影響では，バレエダンサーは普段から鼠径部周囲のストレッチングにより，周囲の筋肉，靭帯，関節包に由来する股関節周囲の柔軟性を獲得しており，外転・外旋動作で大腿骨頭が亜脱臼す

るほどである．この骨形態と股関節の柔軟性が，大きな可動域を必要とするバレエダンサーの動作には有利に働くこととなる．

3 ▶ バレエダンサーにおける股関節障害

バレエ特有の動きに有利な骨形態と柔軟性を獲得していても，股関節を安定させながら特異的な動作を続けることは，大きな筋力と持久力が求められる．そのバランスが崩れたときには，さまざまな股関節障害が発生しうる．また，体幹と股関節のバランスが安定しないことは膝や足関節の障害発生にも影響する．

代表的な股関節障害として股関節唇損傷が挙げられる．股関節唇は寛骨臼の辺縁に存在し，股関節内を陰圧に保ち安定化させる役割を担う．寛骨臼形成不全やバレエダンサーの持つ股関節柔軟性は骨頭の異常可動性を生じるが，それが股関節唇損傷を引き起こす可能性がある．また，必ずしも股関節唇損傷単独で発症するわけではなく，周囲の筋肉や腱付着部由来の疼痛を併発することもあり，丁寧な診察と，局所麻酔薬を用いたブロックテストが鑑別に有用である．医師側は安静や股関節内注射で疼痛コントロールを行う．その後，理学療法にて股関節の

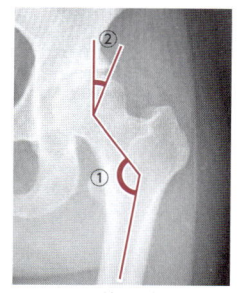
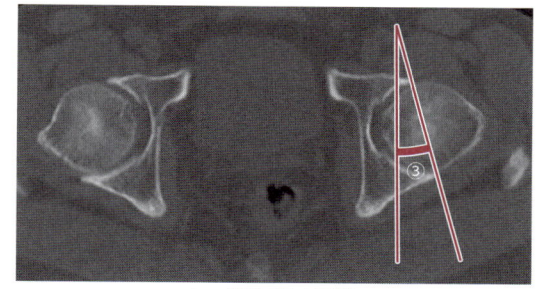

a：股関節 X 線正面像　　　　　　　b：単純 CT 水平断

図1　バレエの動作に影響する骨形態

①：頸体角．大腿骨軸と大腿骨頚部軸のなす角度．
②：CE 角．大腿骨頭の中心を通る垂線と，ダイア地骨頭の中心と臼蓋の外縁を結ぶ線がなす角度．25°以下は境界型寛骨臼形成不全，20°以下は寛骨臼形成不全である．
③：前方開角．寛骨臼の前縁と後縁を結ぶ線と骨盤矢状面がなす角度．

表1　当院を受診したバレエダンサーの股関節障害の一覧（2021 ～ 2023 年）

年齢	性別	診断	レベル	受傷起点	発生
19	女性	股関節唇損傷 寛骨臼形成不全	趣味	なし	レッスン
38	女性	股関節唇損傷	指導者	開脚動作	レッスン
23	女性	腸腰筋関連鼠径部痛	趣味	なし	レッスン
36	女性	股関節周囲嚢胞	趣味	デヴェロッペ	レッスン
26	男性	深臀部症候群	プロ	なし	レッスン
31	女性	中殿筋損傷	プロ	着地	舞台レッスン

安定性に寄与する周囲筋の出力向上や，体幹の安定性と骨盤可動性を獲得し，疼痛再発のない動作獲得を目指す．保存加療が奏功しない場合は股関節鏡視下手術も選択肢となるが，バレエダンサーでは寛骨臼形成不全や股関節の不安定性が影響しているため，その適応は慎重に検討するべきである．

4 ▶ 当院を受診したバレエダンサーの股関節障害

2021 年 1 月～ 2023 年 12 月に当院を受診したバレエダンサーは 43 人 49 障害のうち，股関節障害の割合は 6 人 6 障害，12.2％であった（**表1**）．股関節唇損傷と周囲の筋疾患がほとんどであり，手術加療を要したのは股関節周囲嚢胞の 1 例のみであった．股関節障害に限ったことではないが，なるべく理学療法による介入を行い，目標とする舞台本番から逆算して治療プロトコールを立てている．そのため，プロバレエダンサーにおいてはバレエ団所属のトレーナーとの連携も有用である．

文献

1) Mayes, S., Ferris, A. R., Smith, P., et al: Bony morphology of the hip in professional ballet dancers compared to athletes. Eur Radiol, 27（7）；3042-3049, 2017

2) Hamilton, D., Aronsen, P., Løken, J. H. et al: Dance training intensity at 11-14 years is associated with femoral torsion in classical ballet dancers. Br J Sports Med, 40（4）；299-303, 2006

3) Harris, J. D., Gerrie, B. J., Varner, K. E., et al: Radiographic prevalence of dysplasia, cam, and pincer deformities in elite ballet. Am J Sports Med, 44（1）；20-27, 2016

3 ダンスにおける運動器外傷・障害 ―ストリートダンスを中心として―

向井力哉・寺本篤史

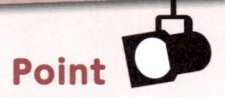

Point

▶ ストリートダンスにはロック，ポップ，ブレイキンなどさまざまな種目が存在する．

▶ ストリートダンス全体では足部・足関節の外傷・障害が多いが，ブレイキンは手関節が多い．

▶ 同じ種目でもダンススタイルが個々で異なり，外傷・障害の傾向も異なる．

　ストリートダンスとはアメリカでの黒人音楽に合わせた踊りが起源とされる舞踊の一種であり，音楽の発展や地域性に伴いさまざまな種目に細分化されていった．

　主な種目として，四肢の激しい動きから急に静止する動きを特徴とする【ロックダンス】，全身の筋肉を瞬時に収縮させ弾くような動きを特徴とする【ポップダンス】，蹲踞体勢での下肢運動やダイナミックな回旋運動を特徴とする【ブレイクダンス（以下，ブレイキン）】，「アップ」「ダウン」といった身体の大きな浮き沈みでリズムをとる【ヒップホップダンス】，細かいステップを特徴とする【ハウスダンス】，バレエの要素を取り入れた【ジャズダンス】等がある．中でもブレイキンは2024年パリオリンピックの追加種目として採用され，若い世代を中心にさらに競技人口が増加すると考えられる．

　ストリートダンスも他のスポーツと同様に運動器外傷・障害が生じるが，その報告数はきわめて少ない．ストリートダンスにおける運動器外傷・障害の発生状況について概説する[1, 2]．

1 ▶ ストリートダンス全体の外傷・障害発生状況

　ストリートダンスの団体に所属している大学生122名（男性42名，女性80名．平均年齢20.4歳）を対象に，ダンス種目と受傷部位について調査した．

　全体の44.2%が受傷歴ありと回答し，部位は足部・足関節が最も多かった．ダンス種目別の外傷・障害発生率はブレイキンが最も多かった（図1）．最も発生率が高かったブレイキンに焦点をあて詳細な検討を行った．

2 ▶ ブレイキンの外傷・障害発生状況

　日本人ブレイキンダンサー66名（男性60名，女性6名．平均年齢28.8 ± 6.9歳）を対象に調

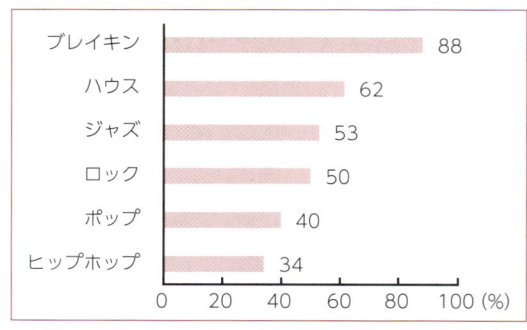

図1　ストリートダンス種目別の外傷・障害発生率

88002-135 JCOPY

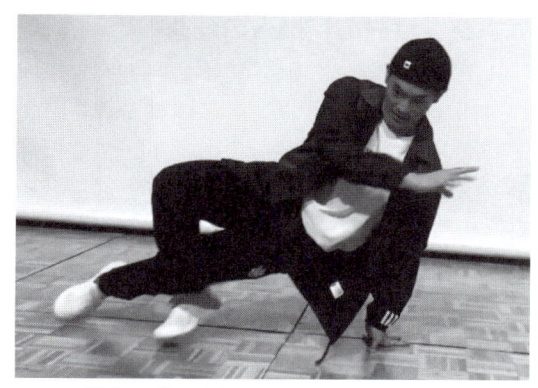

図2　ブレイキンにおけるフットワーク

査した.

　外傷・障害の有無ならびに受傷部位とダンススタイルを調査した. ダンススタイルはブレイキンを構成する要素である【トップロック：立位動作】,【フットワーク：蹲踞体勢での下肢動作】,【パワームーブ：下肢を浮上させた状態で行われる回旋運動】においてダンサーの動きのなかで占める要素が最も多いものを調べた. 外傷の定義は【練習中に急性に生じた疼痛】, 障害の定義は【慢性的な疼痛】とした.

　外傷経験があると回答したのは92.4%で, 障害経験があると回答したのは68.2%であった. 受傷部位は外傷・傷害ともに手関節が最も多かった. ダンススタイルはフットワーク（**図2**）が38名と最も多く, 次にパワームーブ（**図3**）16名であった.

　またフットワーク（以下, F群）とパワームーブ（以下, P群）の2群に分け外傷・障害発生状況を検討したところ, 外傷は両群とも手関節が1番多く, 障害はP群では肩関節, F群では手関節が最も多かった. P群はF群と比べ, 外傷は肩関節と股関節の受傷率が有意に高かったが, 障害は受傷部位での統計学的有意差は認めなかった.

3▶種目による特徴

　ストリートダンス全体では足部・足関節の外傷・障害が多かった. ストリートダンスは細かいステップの反復動作が多く, 軽微な障害が発生しやすく疼痛を我慢しながら継続するため, 慢性化しやすいとOjofeitimi, S. ら[3]は報告している. また, 種目によって外傷・障害発生部位が異なった. ブレイキンは外傷・傷害ともに手関節が全体として多かった.

　ブレイキンは手を接地して行う動作が他種目と比べ多いことが一因として考えられる（**図2**, **3**）.

　ブレイキンの中でもダンススタイルが異なると, 障害の傾向も異なることもわかった.

　パワームーブを中心とするダンサーは肩と股関節の外傷・障害が多かった. パワームーブの代表的な技として肩甲骨や頭部を軸として回旋するウィンドミル, トーマスフレアという体操

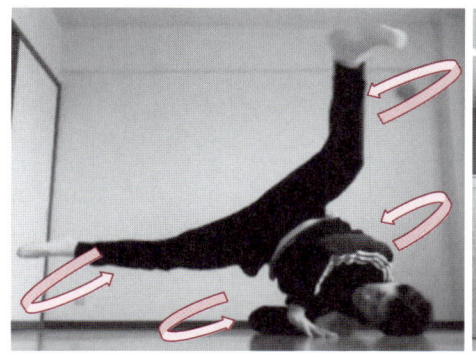
a：ウィンドミル

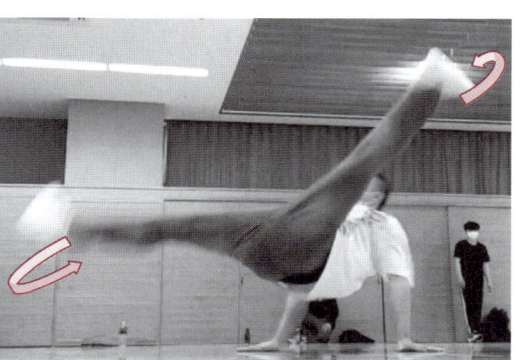
b：トーマスフレア

図3　ブレイキンにおけるパワームーブ

競技でも行われる開脚回旋技が存在する（**図3**）. 前者は地面と肩が衝突することにより外傷が生じ, 後者は股関節内のインピンジメント及び股関節周囲筋の炎症が生じやすいと考えられる.

4 ▶ ダンサーの特徴への理解

ストリートダンスの種類は多岐にわたり, 同種目内でもダンススタイルに個人差が存在する. ストリートダンサーの診療に当たる際は可能な限り各ダンサーの特徴を理解したうえで診療に臨む必要がある.

文献

1) 向井力哉, 寺本篤史, 神谷智昭ほか：ストリートダンスにおける運動器外傷・障害の発生状況. 整形・災害外科, 63（6）；845-849, 2020
2) 向井力哉, 寺本篤史, ほか：ブレイクダンスにおける外傷・障害. 臨床スポーツ医, 39(12)；1318-1321, 2022
3) Ojofeitimi, S., Bronner, S., Woo, H.: Injury incidence in hip hop dance. Scand J Med Sci Sports, 22（3）；347-355, 2012

4-1 足関節前外側部痛に対する遠位脛腓靱帯再建術

辻本憲広

辻本憲広

Point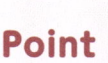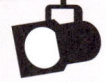

▶ バレエダンサーのプリエやポアント時の足関節前外側部痛は遠位脛腓靱帯損傷を想起する.

▶ 手術が必要な遠位脛腓靱帯損傷の診断は身体所見や MRI を中心に行う.

▶ 手術は遠位脛腓関節の安定化を目指す.

1 ▶ バレエダンサーに多い遠位脛腓靱帯損傷

　バレエダンサーの外傷・障害は足部・足関節が圧倒的に多い. 足関節を構成している靱帯には前距腓靱帯, 踵腓靱帯, 三角靱帯, 遠位脛腓靱帯などがあり, それぞれの靱帯障害に対して種々の治療法が存在する. 本稿では遠位脛腓靱帯損傷の手術治療に焦点を当てて解説する.

　遠位脛腓靱帯損傷は一般的に足部外旋, 足関節背屈, 踵骨外反の肢位で荷重が加わって起こる. 荷重やしゃがみこみ時の疼痛を主訴とし, バレエダンサーの場合はポアントやドゥミポアントへの移行時やプリエでの疼痛を訴える. 遠位脛腓関節の不安定性を認めるような遠位脛腓靱帯損傷が手術の適応と考えられている. 圧痛点などの身体所見や, MRI における遠位脛腓関節の水腫を示唆する λ サイン[1]（**図1**）が診断に有効であるが, 確定診断のためには関節鏡検査（**図2**）が必要であり, 侵襲の大きさが問題となる.

2 ▶ 手術

　手術の目的は遠位脛腓関節を安定化させることである. suture-button 単独では遠位脛腓関

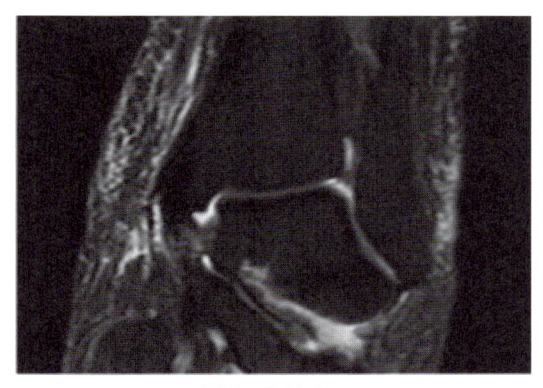

図1　λサイン
遠位脛腓関節に水腫を認める. ギリシャ文字の「ラムダ（λ）」に似ていることからλサインと呼ばれている.

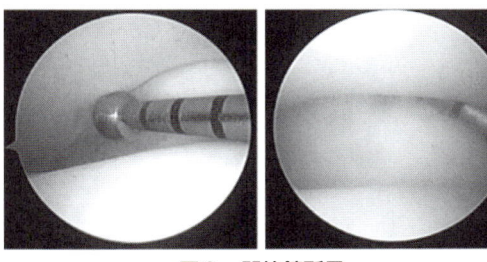

図2　関節鏡所見
遠位脛腓関節に直径3mmのプローベが挿入できる.

節の十分な安定性が得られず, ファイバーテープと SwiveLock を用いた InternalBrace で補強することで良好な成績が報告されている[2]. 手

術の際には関節鏡を用いて，遠位脛腓関節の整復位を確認しながら内果と外果を鉗子で圧迫する．整復位が得られている状態で2本のsuture-button で固定する．最後に前下脛腓靱帯を InternalBrace で補強し，足関節中間位で短下肢ギプス固定をして終了する（**図3**）．後療法は2週間の短下肢ギプス固定と術後3週間の免荷，その後疼痛に合わせて全荷重を許可する．術後2ヵ月からレッスンを再開し，3ヵ月での舞台復帰を目指す．

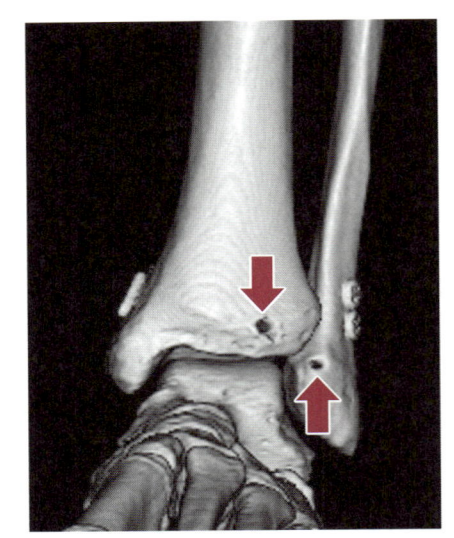

図3 2本の suture-button と InternalBrace で再建
InternalBrace のための骨孔（矢印）がわかる．

文献

1) Ryan, L. P., Hills, M. C. Chang, J., et al. : The lambda sign: a new radiographic indicator of latent syndesmosis instability. Foot Ankle Int, 35 (9) : 903-908, 2014

2) 寺本篤史，小路弘晃，髙橋克典ほか：生体力学に裏付けられた遠位脛腓靱帯結合損傷の治療戦略. 臨床整形外科，57 (1)；31-35, 2022

88002-135 **JCOPY**

4-2 舟状骨・内側楔状骨癒合症に対する関節固定術

村橋靖崇

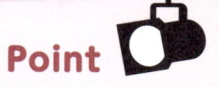

Point

▶ ダンサーに生じる障害としては比較的稀な足根骨癒合症.

▶ 関節固定術による速やかな除痛と早期復帰が実現.

▶ ダンサーにおける足部・足関節障害の代表的疾患ではないが留意するべき病態.

　足根骨癒合症は先天的に２つ以上の足根骨が癒合する病態である．成長に伴い骨化が進み，運動量も増加する10歳代に疼痛等の症状が出現することが多い．発生頻度は約１%前後とされているが，潜在的なものも含めると10%ほど認めるとの報告もある．筆者は成人期に症状が出現した足根骨癒合症のダンサーの一例を経験した.

1 ▶ 症例

　20歳代女性，数ヵ月前からダンス時の左足部痛を繰り返していた．当科受診時には舟状骨・内側楔状骨間に圧痛を認めた．X線像，CT画像では楔舟関節面の不整像，嚢腫様病変を認めたが，骨性の連続性は認めなかった（図1）．MRIでは病変に一致して骨髄浮腫像を認め，舟状骨・内側楔状骨間癒合症の診断となった．ダンサーの仕事に支障があり短期間の除痛効果が最も期待できる手術治療を希望したため，観血的に楔舟関節固定術を行った．速やかに除痛が得られ，術後３ヵ月でダンサーの仕事に問題なく復帰できた.

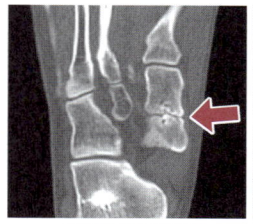 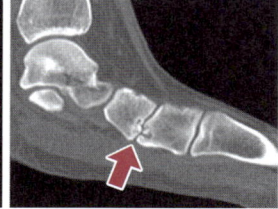

a：術前CT横断像　　　b：矢状断像
図1　症例
矢印は楔舟関節面の不整像・嚢腫様病変.

2 ▶ 考察

　足根骨癒合症の初期治療は運動制限，装具療法，理学療法，鎮痛薬など保存的に治療することが第一選択となる．本症例は数ヵ月にわたる頑固な疼痛を繰り返しており，より確実な除痛を求め，保存療法より手術治療を第一に希望した．術後速やかに除痛が得られ，楔舟関節固定に伴う可動域制限などの愁訴も残らず，早期復帰することが可能となった．一般にダンサーにおける足部・足関節障害はインピンジメント症候群，腱障害，種子骨障害，外反母趾などが多い．足根骨癒合症はダンサーにおいて決して頻度が高い障害ではないが留意するべき病態であると考えられた.

5 ダンサーの膝前十字靭帯損傷の発生要因と予防

宮内　諒・関　健・原口貴久・山本謙吾

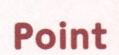

Point

▶ ダンスによる ACL 損傷は非接触型の損傷が多く特にジャンプの着地動作時に起こる.

▶ ダンスごとに求められる動作が異なり，危険肢位を確認する必要がある.

▶ 股関節や膝関節周囲筋，体幹の強化により，ジャンプの着地動作時に伴う ACL 損傷リスクを軽減させる.

膝前十字靭帯（anterior cruciate ligament：ACL）損傷は，人口 10 万人あたり年間 30 件程度発生するとされる[1].ACL 損傷は近年増加傾向にあり，1 度損傷すると，手術加療を要することが多く，競技や舞台からの離脱が半年以上と長期間にわたる.ACL 損傷は，直接的な外力による接触型の損傷と，着地動作や切り返しなどのカッティング動作による非接触型の損傷に分けられ，一般に約 70 〜 80% が非接触型の損傷であるとされている[1].ダンスにおいても非接触型の受傷がほとんどであり，そのリスク因子と受傷のメカニズムを検証し，理解することは，非常に重要である.

1 ▶ ダンスと ACL 損傷

ダンスの様式は多様である.世界には，バレエ，ジャズダンス，コンテンポラリーダンス，ヒップホップダンスや日本舞踊など数百種類以上のダンスがあるといわれている.ダンスの種類により求められる身体操作は異なり，よく使う部位は異なる.例えばバレエダンサーは腓腹部，前足部，つま先をよく使い，ジャズやコンテンポラリーダンサーは，頚部や背部などの体幹部をよく使うとされる.ダンサーにはバラン

ス感覚とジャンプ動作が必須であり，スポーツ選手に比べ特にジャンプの回数が多いとされる[1].このジャンプ後の着地動作は，ダンサーのACL 損傷の受傷機転として多い動作である.

2 ▶ ACL 損傷のメカニズム

一般的な ACL 損傷は，近年の報告では画像解析から，着地後 40ms 以内と超早期に生じていることが報告されている[1].ACL 損傷のメカニズムは，着地後 40ms 以内に急激な膝外反変化を生じ，脛骨は着地後 40ms までは内旋し，その後外旋に転じる.続いて，膝外反に伴い外側コンパートメントへの軸圧が生じる.外側脛骨プラトーの後傾に伴い，脛骨内旋・前方引き出しが生じ，これに伴い，膝外反と脛骨内旋が生じて受傷し ACL 損傷を伴うとされる.

3 ▶ ACL 損傷のリスク因子

膝前十字靭帯の損傷には，性別，年齢，body mass index（BMI），下肢筋力の健患差，全身弛緩性，家族歴，人種，解剖学的因子など複数の因子が関与するといわれている.リスク因子自体は，特定されているが，それら多様なリスク因子の相互関係やメカニズムとのつなが

りを包括的に説明する概念の欠落が，ACL 損傷関連研究の課題である．ダンスのジャンプ動作における着地動作時に伴う非接触型の ACL 損傷リスクには，着地動作での膝関節外反モーメント，膝関節外反の増大が挙げられる．さらに，股関節が内転・内旋すると膝関節外反が惹起されるため股関節の外転筋力，外旋筋力の低下もリスクファクターとして挙げられる．

4 ▶ACL 損傷の予防

ダンスごとに危険肢位となりうる動作を明らかにし，そのような状況で個々のダンサーがどのような姿勢変化や関節運動を示すかを把握する必要がある．非接触型 ACL 損傷を予防するためのトレーニング法としては適正な着地動作を成し遂げるために体幹・股関節筋群の強化が有益であるとされ，ダンサーでも着地の練習およびバランストレーニングをすることで ACL 損傷のリスクを軽減できる可能性がある．固有感覚の改善や危険肢位の回避を含む予防トレーニングで，ACL 損傷のリスクは有意に減少したという報告がある[2]．

ダンスにおいては，特定のジャンプ動作時に上肢を自由に動かせることが正確な姿勢を保持する助けとなる．一方で，球技スポーツの選手は，動作時にボールを持つことや，相手との接触があることから，上肢の自由が奪われる可能性がある．上肢の位置の正確さが，ジャンプ動作時に体幹をコントロールし，安定をもたらす．そのため，ダンサーの ACL 損傷率は，1,000 回の暴露（クラス，リハーサル，またはパフォーマンスへの参加として定義）あたり 0.0009 と

球技スポーツのアスリートよりもはるかに低い[1]．次の動作が予測できることに加え，上肢を自由に動かせることが，ダンサーの ACL 損傷の少なさに影響している[1]．

また，ドロップジャンプ時の大腿四頭筋の過剰な活性化が，ACL 損傷に有害である可能性の指摘がある[1]．球技スポーツの選手と比較して，ダンサーはジャンプ時の大腿四頭筋の活性は乏しかった．これはジャンプ動作を何度も幼少期から繰り返すことで，動作特性を得たためであると推測される．

怪我のほとんどがその日の遅い時間帯とシーズンの終盤に発生していることを観察し，乳酸の蓄積の影響が示唆されている[1]．これは乳酸の蓄積が原因で姿勢制御能力が低下することで着地時に危険肢位を回避できず，ACL 損傷をきたす可能性に着目している．ジャンプ後の着地動作時に ACL 損傷の危険肢位を回避するためには，着地より前に予測的な姿勢制御を行うとともに，着地時に良好な姿勢を維持する必要がある．ダンサーでも，乳酸の蓄積が生じれば，姿勢制御能力の低下とともに ACL 損傷のリスクが高まる．ACL 損傷リスクを軽減させるには，良好な姿勢制御を可能とするために，下肢の筋持久力の向上も重要であるといえる．

以上より，ACL 損傷のリスクを減少させるための一環として，体幹および下肢の筋力に注意した運動制御トレーニングを含む予防プログラムが有用である[2]．すでに有用性が報告されている予防プログラムを取り入れつつ，ダンサーそれぞれがジャンプ時の癖や特有のリスク因子を分析し，動作習得することが必要である．

文献

1) Orishimo, K. F., Liederbach,M., Kremenid, I. J., et al.: Comparison of landing biomechanics between male and female dancers and athletes, part1：Influence of sex on risk of anterior cruciate Igament injuty. Am J Sports Med, 42（5）；1082-1088, 2014

2) lvers-Granelli, H., Mandelbaum, B., Adeniji, O., et al.: Efficacy of the FIFA 11⁺ injury preventiorl program in the collegiate male soccer player. Am J Sports Med, 43（11）；2628-2637, 2015

1　舞台医学の診療体制の現状と課題

山本謙吾・立岩俊之

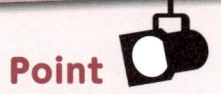

Point

▶ 舞台医学に向ける医療的なサポート体制はスポーツと比較するとかなり不足しているのが現状である.

▶ 医学及び舞台芸術文化の発展に寄与することを目的に，一般社団法人日本舞台医学会が設立された.

▶ 医療支援の充実を図るために，東京医科大学と新国立劇場運営財団は，包括連携協定を締結した.

　舞台医学（stage medicine）は，舞台上で行われる芸術，すなわち演劇（歌舞伎，新派，現代劇，ミュージカルなど），音楽（歌，演奏，オペラなど），舞踊（バレエ，日本舞踊，民族舞踊など），能，狂言，文楽，落語など，さまざまな舞台芸術の医学的対応を行う学術的・実践的分野・領域と定義される[1].

　舞台医学の研究や活動組織としては，海外においては 1983 年に設立された The Performing Arts Medicine Association（PAMA），1990 年に設立された International Association for Dance Medicine & Science（IADMS）や 2009 年に設立された The International Association for Music & Medicine（IAAM）などがある. 本邦においては，2005 年より芸術家のくすり箱（Total Health Care for Artists Japan），2010 年より日本ダンス医科学研究会（Japanese Association for Dance Medicine and Science），日本音楽家医学研究会〔2021 年より日本演奏芸術医学研究会（Japanese Performing Arts Medicine Association）として発足〕が活動してきた. しかしながら，アスリートに対する医療体制は，スポーツ医学として確立しており，診療をはじめとしたサポート体制が充実しつつ

あるものの，演奏家やダンサーなどにもスポーツ選手と同様に大きなニーズがあるにもかかわらず，医療的なサポート体制はアスリートと比較するとかなり不足しているのが現状である. 国内の一流バレエのダンサーを対象としたアンケート調査では，予防やメンテナンスのために病院に通院しているダンサーはおらず，整骨院など病院以外に通院しているダンサーが 66.7% であり，一方で 86.7% のダンサーが予防のために専門医による定期検診の必要性を感じているとの現状が報告されている[2].

1 ▶ 日本舞台医学会の設立

　日本舞台医学会は，2014 年 2 月に日本舞台医学研究会として「第 1 回運動器サイエンス＆アート研究会」が開催されたことに始まる[1]. 音楽，舞踊，演劇などの芸術活動に関連する運動器障害の病態，治療，予防等に関する研究の推進と医療の発展に寄与することを目的として，日本舞台医学研究会が設立された. 年 1 回の研究会を開催し，活動報告や症例報告などの討議，舞台医学に携わる医療者による教育研修講演，音楽家や舞踊者を招いた対談などの活動を行ってきた（本書 1 章 1 参照）. 第 8 回日本

舞台医学研究会世話人会において，これまでの活動を基盤として日本舞台医学会に発展するよう設立に向けた提案がなされ，実務的な準備が進められ，2023年10月10日，一般社団法人日本舞台医学会が設立された．この法人は，音楽，舞踊，演劇などの舞台芸術の医学に関わる学際的研究と教育・啓発を推進するとともに，舞台芸術の医学への応用に関する諸活動を推進し，もって医学及び舞台芸術文化の発展に寄与することを目的とし，以下の事業を行うことを掲げている．

1．学術集会の開催
2．機関誌『日本舞台医学会誌』（Japanese Journal of Stage Medicine），学術図書等の刊行
3．舞台芸術活動に関わる疾患・障害についての基礎的・臨床的・疫学的研究並びに予防法の研究とその推進
4．舞台芸術活動を支援する医療関係者の教育・啓発及び人材の育成
5．舞台芸術の医学的応用に関する調査・研究及び普及・啓発活動
6．舞台医学に関する内外の普及・啓発活動とその推進
7．その他この法人の目的を達成するために必要な事業

これらの目的をふまえ，舞台医学に関連した診療体制を確立させることは喫緊の課題である．診療体制の課題としては，舞台芸術団体における舞台医学担当医の配置，緊急時の対応，医療設備，健康管理と疾病予防，メンタル面のサポート，出演者やスタッフに対する教育やトレーニング，コミュニケーションなどが挙げられる．

2 ▶ 舞台医学担当医の役割と配置

舞台医学の専門家は，出演者やスタッフの健康管理や緊急時の医療対応において不可欠な存在であるが，専門家が不足していることがまず，舞台医学の診療体制における大きな課題となっている．楽器演奏者の診察においては，楽器の特性や演奏方法を知る必要がある．繰り返す動作によるオーバーユース（overuse）が要因となるため，演奏動作の指導も必要となってくる．また，ダンスにおいては，足・足関節に対する繰り返しの負荷に加えて，衝撃も非常に高くなるため，それぞれのダンス動作に対する検討が必要となる．これらの特性を踏まえると，担当医も舞台芸術の経験者あるいはそれぞれの舞台医学領域に精通している医師であることが理想的である．

また，大規模な劇場やプロフェッショナルの演劇制作では，近年，舞台医学の専門家が配置され，緊急時に備えた医療サポートを提供している例もある．専門家はリハーサルから公演までの過程で健康状態をモニタリングし，必要に応じて予防策や応急処置を行う．しかし，小規模な劇場や学生の演劇プロジェクトなどでは，専門の舞台医学担当者が不在であることも現状の課題の1つである．特に小劇場や地方の舞台では，予算の制約もあって人材の確保が難しいことから，専門の舞台医学スタッフが不足しているケースが見られる．これにより，舞台関係者の健康管理や緊急時の医療対応が遅れ，症状悪化のリスクが高まる傾向がある．

3 ▶ 緊急時の対応，医療設備

舞台医学の診療体制においては，緊急医療対応が重要な要素となる．舞台上で傷害や疾病が発生した場合，迅速かつ適切な医療対応が求められる．一般的には，舞台や劇場内には簡易な医療設備や応急処置が可能な設備が備えられている．しかし，これに加えて，緊急時の医療に対応できる体制が不足している．特に，演劇の本番中に発生する緊急事態に対応できる体制が不足していると，深刻な事態となる可能性がある．

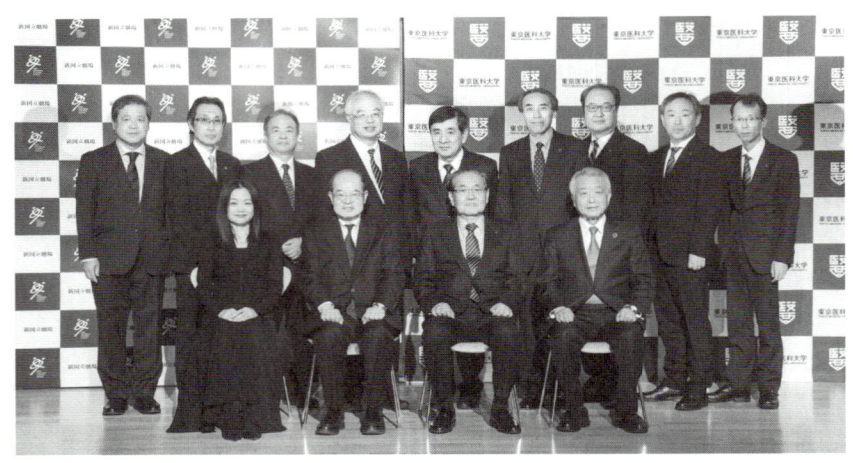

**図1 2023 年 11 月 30 日，学校法人東京医科大学と
公益財団法人新国立劇場運営財団が包括連携協定を締結**

2023 年 11 月 30 日，学校法人東京医科大学（理事長：矢﨑義雄，東京都新宿区）と公益財団法人新国立劇場運営財団（理事長：銭谷眞美，東京都渋谷区）は，包括連携協定を締結した（**図1**）．本協定は，相互の協力関係をより一層強化し，包括的な連携を推進することにより，現代舞台芸術に係る芸術家及び関係する従事者への医療支援の充実を図り，日本の舞台芸術文化の発展と芸術に関する地域及び国際的な交流に寄与することを目的としており，連携・協力内容は以下のとおりである．

　　1．公益財団法人新国立劇場運営財団の定款に定める事業の推進に関すること．

　　2．芸術家及び関係する従事者への医療支援に関すること．

　　3．医療と舞台芸術の分野での連携に関すること．

　　4．前各号に掲げるものの他，前条の目的を達成するために必要な事項に関すること．

この連携協定の締結により，リハーサルや公演中に急病や傷害が発生した場合，24 時間体制で迅速に対応し，必要に応じて緊急医療措置を講じることが可能となり，これまでに類を見ない医療サポート体制が確立された．

4 ▶ 健康管理と疾病予防，メンタル面のサポート

出演者やスタッフなど舞台関係者が，自身の健康状態について積極的に情報提供できる文化が確立されていないことも，舞台医学の診療体制の課題の 1 つである．十分な健康情報が得られないと，予防的な医療措置や緊急時の対応が難しくなる．舞台医学においては，傷害や疾病の予防が重要となるが，一流バレエダンサーに対するアンケート調査では，「疲労の対策と休息や対策時間の確保が難しい」ことが現場の大きな悩みとして挙げられていた[2]．予防策が不足すると，傷害の発生率が高まり，それが舞台制作や公演の進行に悪影響を与える可能性がある．舞台関係者全体に対する健康への配慮と予防プログラムの整備が求められる．

担当医の役割として，出演者やスタッフの健康を監視し，疾病の予防策を提案することは必要不可欠である．特に舞台上での激しい動きや特殊な演技・演出に関連する怪我のリスクを最小限に抑えるための予防措置も重要となる．また，演奏家をはじめとした舞台芸術家は，心理的な圧迫も大きいため，ストレスや精神的な健康の問題に直面した場合のサポート体制も必要である．

5 ▶ 出演者やスタッフに対する教育やトレーニング

舞台医学のトレーニングを受けた医療スタッフの不足は，舞台医学の診療体制における大きな課題となっている．舞台医学の専門家は，ダンサーや演奏者自身や指導者に機能と障害を理解させ，基本的な応急処置や健康に関する教育を行い，緊急事態に備え適切な対応ができるためのトレーニングを提供することも大切である．

英国では，舞台芸術医学（performing arts medicine：PAM）の修士課程プログラムにより，解剖学，生理学，心理学，治療学を体系的に学べる体制が整っており，多職種が参加している[3]（本書1章9参照）．

舞台医学は，舞台の特殊な環境や要件に対応するため，一般的な医療のアプローチとは異なる側面がある．舞台医学の専門家は，芸術と医療の融合において重要な存在となるため，整形外科のみならず，多領域の医師，理学療法士，作業療法士，看護師，トレーナー，心理士などが参集できる活動を充実させていく必要がある．

6 ▶ コミュニケーションの課題

舞台医学の専門家，出演者，スタッフ，制作チームなど関係者間での十分なコミュニケーションがとれていないことも，診療体制の課題の1つである．劇場内のコミュニケーションの不足は，緊急時の円滑な対応を妨げる可能性があるため，情報共有やトレーニングプログラムの充実により，関係者全体が一体となって健康と安全を確保できる環境を整備する必要がある．

7 ▶ 今後の展望

舞台医学の診療体制は進展しつつあるものの，依然として多くの課題が存在している．専門家の育成と確保，健康情報の十分な共有，予防策の充実，そしてコミュニケーションの強化が，舞台医学の診療体制の向上に必要不可欠である．これらの課題への対応が，舞台関係者の健康と安全を確保し，舞台医学をより発展させる鍵となると考える．

文献

1) 武藤芳照，金子えり子，福島（太田）美穂：わが国における「舞台医学」の現状と課題．Practice of Pain Management, 6（2）：76-80, 2015
2) 辻本憲広，小川宗宏，谷口　晃ほか：プロバレエダンサーの外傷・障害アンケート調査．関西臨床スポーツ医・科学研究会誌，31：3-6, 2022
3) Bird, H., Macdonald, I.: Expert care of the performing artist. Clin Rheumatol, 32（4）：421-423, 2013

2　バレエ外来（京都）

木澤桃子

Point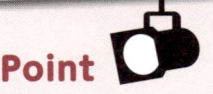

- ▶ バレエダンサーには足・足関節障害が多く，その原因としてバレエ特有のルルベがある.
- ▶ ダンサーとしての舞踊レベルと下肢全体の関節可動域，ルルベ動作の確認により疼痛の原因を検索する.
- ▶ トゥシューズを履くポアントでは足の形態を把握し適切なパッドを使用することが重要.

バレエダンサーは高い身体能力を要求され，他のアスリートや健常者と比較し高いバランス能力を示すことが知られている．その理由として，クラシックバレエではルルベと呼ばれる踵骨の挙上動作が頻回に必要となることが挙げられる．ルルベには2種類ありトゥシューズを履き爪先立ちをするポアントは第1から第5MTP関節屈曲位第1から第3趾先端が支えになる．一方で，ドゥミ・ポアントは第1から第5MTP関節伸展位で，横アーチで体を支える．それらは足・足関節が支えになり，足は体を支え転倒しないように重心の位置を調節する効果器としての役割だけでなく，足底の皮膚や足部の筋・腱などを介して情報収集を行う受容器としての役割を持っている．バレエにおいては通常の可動域を超えた柔軟性も必要とされるため，バレエダンサーの足・足関節障害はダンサーにおける障害の約40%以上を占めるとの報告がある．

当院を受診するバレエダンサーの年齢層は小学生から成人と幅広く，舞踊レベルにおいてはプロフェッショナル，コンクールレベル，レクリエーションレベルとさまざまな層のクラシックバレエダンサーが受診する．障害部位として

は足・足関節障害が大半を占めている．本稿ではバレエダンサーによく見られる足・足関節障害の傾向と予防についてバレエ特有の動きや履物と合わせて解説する.

1 ▶ バレエダンサーの問診

当院では，バレエダンサーが来院した際に問診票とともにバレエ経験についての問診票にも記載をしてもらう．後者の内容としては，①バレエ開始年齢，②トゥシューズ開始年齢，③1週間の練習回数，練習時間（布シューズ，トゥシューズ），④自宅でのストレッチ時間，⑤トゥシューズの種類，⑥トゥパッドの種類，⑦コンクール出場経験，としている.

診察の際には，全例で必ず，①股関節の可動域（縦開脚，横開脚の程度），②腰椎の前後屈の可動域，③肩の高さと肩甲骨の突出の左右差，脊柱変形の有無，④外反母趾や第1趾節間外反母趾の有無と足部アーチの高さ，⑤足趾形態（エジプト型・ギリシャ型・スクエア型），を確認する.

上記の項目は，潜在的な患者の身体的特徴に加えて舞踊レベルを把握することを目的としてオーバーユース（overuse）による障害なのか

テクニックや関節可動域，または筋力の問題があり生じてい障害なのかを区別するための重要なポイントである．

2 ▶ バレエダンサーに多い足・足関節障害

当院ではバレエ専修学校の学生を対象に足・足関節のメディカルチェックを行っているが，その検診の結果で見られる疾患と実際にクリニックを受診する患者の疾患には若干の乖離が見られる．

実際に，平成27〜平成29年度にかけて学生ダンサー127名を対象に行った足・足関節のメディカルチェックでは，全体の94例（74.0%）の学生が足の疲労感を感じており，57例（44.8%）の学生に母趾痛があった．母趾痛を訴えた学生のうち86%は日常生活では痛みがなくバレエの際にドゥミ・ポアントおよびポアントで疼痛が出現していた．また，足・足関節の既往疾患としては，①足関節捻挫（16%），②三角骨障害（5%），③アキレス腱症（4%），④脛骨疲労骨折（2%），⑤母趾種子骨障害，第5中足骨骨折（1%），があった．

一方で，クリニックに来院するダンサーでは三角骨障害が最も多く，それに伴う長母趾屈筋腱腱鞘炎や腓骨筋腱腱鞘炎，次に外反母趾やマレットトゥ，第2MTP関節炎などの前足部障害，少ないものとして外脛骨障害などの余剰骨による疼痛が見られた．

検診と一般診療で共通している点としては，日常生活においては問題がなくルルベの動きで疼痛が出現する点である．ドゥミ・ポアントでは布シューズ，ポアントではトゥシューズを使用する．布シューズでは足底の中心に沿って革製のソールが付いているが裸足に近い状態であるため踵挙上で前足部に負担がかかりやすい．また，トゥシューズではプラットフォームに全体重がかかり狭い面積で体を支えバランスをとる必要があるためその負担はさらに大きくなる．

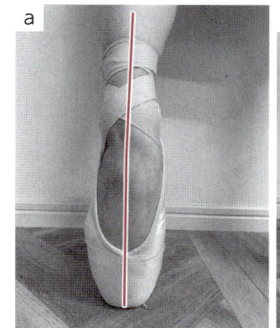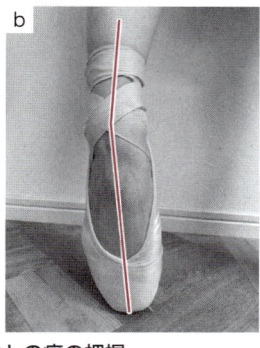

図1　ポアントの癖の把握
a：正しいポジション．重心が垂直にかかっている．
b：前足部が内反し，外側荷重になっている．

3 ▶ 足関節後方インピンジメント

足関節後方インピンジメント（posterior ankle impingement syndrome：PAIS）の治療としては，ストレッチや外用・内服，腱鞘内注射などの保存療法が第一選択である．当院では，バレエダンサーのポアントの癖や下肢の使い方を把握するために来院時には必ずトゥシューズを持参するように指示している．正しいポアントポジション（**図1a**）では，足関節底屈位の前額面において重心は第2中足骨の骨軸にあるが，PAISの患者では長母趾屈筋腱の疼痛を避けるあまり前足部をやや内反させて，ポアントの重心が足部外側に軸偏位していることがある（**図1b**）．そのため，外果後方や腓骨筋に疼痛が出現しPAIS自体の症状が代償され診断が難しくなる．また，ポアントでの足関節最大底屈を避けるあまりにリスフラン関節で可動域を補うため同部の疼痛を生じることがある．ダンサーを診察する場合，疼痛の原因がPAISにあってもダンサー本人が足部の全体の動きを隣接関節で代償し，多彩な症状が出現する可能性があることを念頭におく必要がある．保存療法で改善が見られない場合には，手術加療を検討する．近年では鏡視下手術が主流となっているため比較的早期の復帰が可能である．

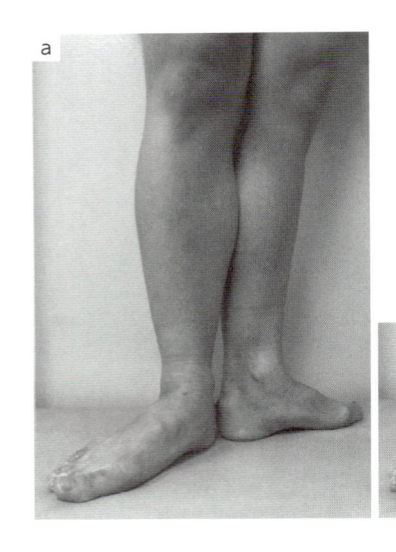
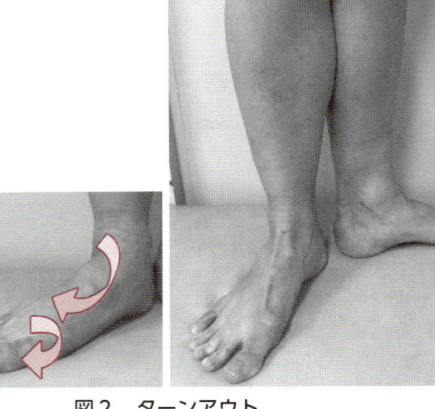
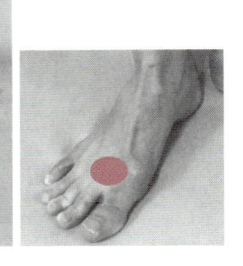

図2　ターンアウト
a：過剰なターンアウト．前足部は回内・外転．
b：適度なターンアウト．母趾は中間位，足部内在筋の緊張により縦アーチが出現．

4 ▶ 外反母趾

　バレエダンサーでは外反母趾（hallux valgus：HV）の有病率が高いことが報告されている．バレエダンサー特有の原因としては，ポアントや高い位置でのドゥミ・ポアントにおいて母趾MTP関節は外反の荷重負荷を生じ，そのポジションでバランスをとる必要があるため同部に過度な不安定感が生じ，またその反復動作により母趾内側側副靱帯に負荷がかかる．また，足部の過度な回内（ロールイン）はMTP関節の微小外傷を引き起こし外反母趾変形を引き起こす可能性が示唆されている．過剰な下肢の外旋強制により前足部は回内・外転され，正常な可動域を超えた動作の繰り返しにより外反母趾変形が生じる[1]．ターンアウト〔turnout，またはアンディオール（en dehors）〕の60%は股関節での外旋であるが，ダンサーは理想的な180°のターンアウトを行うため股関節で不足している可動域を足部で補足しようとして前足部が回内・外転する（**図2a**）．また，ダンサーの場合はHVと扁平足の両方があると外反母趾の変形の進行が早いため注意が必要である．

　対策としては下記の点が大切である．

① 股関節のストレッチを十分に行う．

　股関節の外旋可動域が不十分だと地面に接地している足部，特に母趾と床との摩擦で可動域を代償させ母趾が回内しHV変形を引き起こす．過度な下肢外旋を避けて母趾外転筋など足部内在筋の緊張させて足部のアーチを高く保ち床を意識して使うように指導する．

② 可動域が得られるまで，無理な外旋を避ける．

③ バレエダンサーでは静止立位ではHVがない場合でもトゥシューズ内でHVになる傾向があることに留意する（**図3**）．

　治療としては，手術療法は現役のダンサーではパフォーマンスの低下をきたす可能性があるため保存療法を勧める．普段のレッスンの際から足部内在筋を意識的に使い，ポアントでは適切なパッドの使用が必要である．また，普段の生活ではできるだけ運動靴を使用させ，レッスン中に出番のない時間にはトゥシューズを脱ぎ足部を休ませるように指導する．

5 ▶ マレットトゥ

　ギリシャ型足趾（**7**参照）の場合，母趾に比べ第2趾が長いためポアントの際に第2趾先端

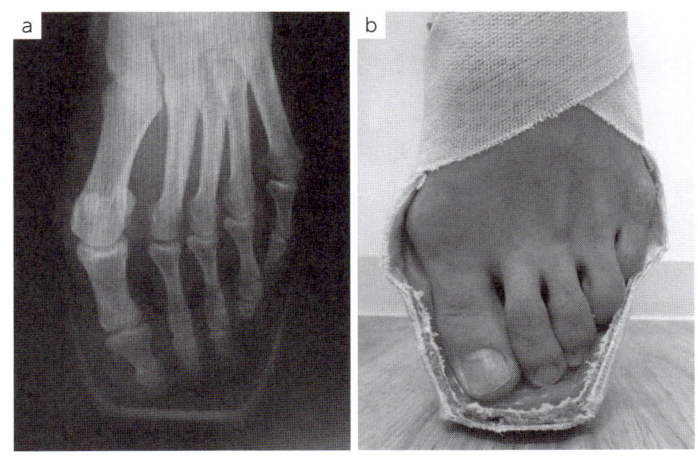

図3　ポアントで生じる HV
a：ポアントの X 線写真.
b：エジプト型足趾では第2趾から第3趾とプラットフォームに空洞が生じる.

はプラットフォームに圧迫され過剰な圧負荷が
かかる．そのなかでも第2中足骨が極端に長い
場合には第2MTP関節炎を生じるリスクがあ
るため，ポアントの際に追加のパッドの使用は
必須である．

6 ▶ 足関節捻挫

　足関節の負担を軽減し安定させる方法とし
て，普段のレッスン時より布シューズにリボン
を装着し足関節周囲で締結させ踵挙上時の足関
節の左右方向での不安定感を解消する．過去に
足関節捻挫を経験しているダンサーの場合には
左右方向での足関節の不安定性を生じているた
め，その必要性は高くなる[2]．

7 ▶ トゥシューズ

　トゥシューズはクラシックバレエに特有な
シューズである．当院ではトゥシューズを履く
バレエ愛好家やプロダンサーの受診が多く，そ
れぞれの舞踊レベルでのトゥシューズのトラブ
ルがある．
　トゥシューズでのトラブルを回避するには
フィッティングが非常に大切である．サイズに
おいてはMTP関節周囲長を考慮して選択すべ

きである．また，多くのダンサーはルルベの際
にトゥシューズが脱げないように踵骨後方にゴ
ムを装着する傾向にあるが，繰り返しのルルベ
やジャンプでゴムが踵骨後方と摩擦しアキレス
腱付着部症の原因になりうるため，同部位を避け
て装着すべきである．
　また，足趾には3種類の形態があることが知
られている．母趾が第2趾より長いエジプト型，
母趾と第2趾が同等の長さであるスクエア型，
母趾より第2趾が長いギリシャ型である．
フィッティングの際にMTP関節周囲長を優先
するとスクエア型以外の足趾形態では足趾とプ
ラットフォームの間に隙間が生じて足趾と
シューズがポアントのたびに摩擦が生じバラン
ス不良や胼胝（べんち）形成の原因となる[3]．その場合に
は，トゥパッドの他にスペーサーとして綿やシ
リコン等を追加してトゥボックスの空洞部分を
充填すべきである．
　トゥシューズ初心者の場合には，トゥシュー
ズを使用前に徒手的にならす習慣がなく，うま
くポアントができないだけでなく足趾先端の疼
痛やMTP関節周囲の疼痛を訴えることが多
い．使用前にソールが足底アーチに沿う形状に
してから使用するとよい（**図4**）．一方，プロ

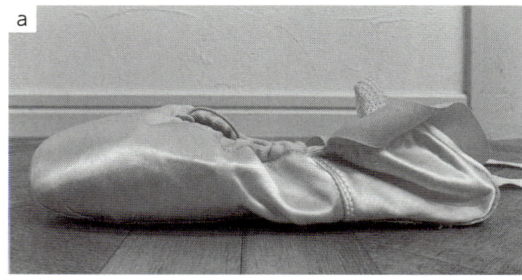

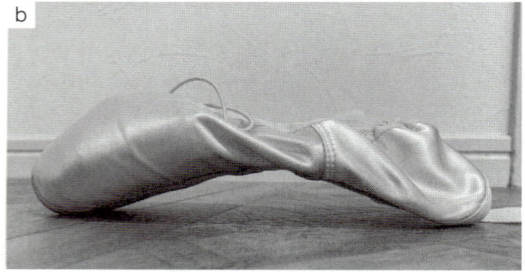

図4　トゥシューズのならし方
a：新品のトゥシューズ．
b：徒手的に柔軟後のトゥシューズ．インソールをアーチに沿うように折り曲げてから使用する．

ダンサーの場合には，特に母趾においては長期的な関節炎の影響で MTP 関節の滑膜が肥厚し第2趾から第5趾背側でトゥシューズとの間に隙間が生じる．こういったケースでもスペーサーの充填が役に立つ．

8 ▶ 公演・発表会

　日本ではプロダンサーにおいても首都圏にある一部のバレエ団を除いては年間を通して定期的なバレエ公演が開催されることは少なく不定期な公演のために短期的に練習量が過剰になる．それは，レクリエーションレベルのダンサーにおいても同様であり発表会の前に練習量が集中し，普段はしないような回転動作やトゥシューズを通常より頻回に履くことで生じる障害である．普段の基礎練習においては左右対称な動きと回数をこなすことが一般的であるが，古典作品の振付けでは左脚を軸としたバランスや回転動作が多いため，左足のみの疼痛を訴えるダンサーが多い．そういったケースでは上記のポイントを押さえ，練習を継続させながら的確なアドバイスやトレーニングを行うだけでも痛みの軽減が得られるケースが少なくない．また，これらのポイントは障害予防と再発にもつながるためダンサーへ十分に理解させ，指導者とも認識を共有するように促すことでよりスムーズなパフォーマンスへの復帰が望まれる．

文献

1) Davenport,K.L., Simmel,L., Kadel,N.: Hallux valgus in dancers: a closer look at dance technique and its impact on dancers' feet. J Dance Med Sci, 18（2）：86-92，2014
2) Lin,C.F., Lee, I.J., Liao,J.H., et al.: Comparison of postural stability between injured and uninjured ballet dancers. Am J Sports Med, 39（6）：1324-31, 2011
3) Kizawa,M., Yasuda,T., Shima,H., et al.: Effect of toe type on static balance in ballet dancers. Med Probl Perform, 35（1）：35-41, 2020

88002-135 JCOPY

3 バレエ外来（名古屋）

菱田愛加

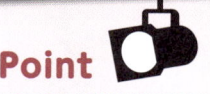

Point

▶ 受診するダンサーの年齢は二峰性を示し，足部〜足関節の主訴が多いことが特徴である．

▶ 理学療法士による身体機能評価を，医師によるバレエテクニック評価を行っている．

▶ 身体機能の改善や間違ったバレエテクニックの修正・指導によりケガの治療や再発予防を行っている．

1 ▶ バレエ外来開設の経緯

　筆者は幼少期よりクラシックバレエを習っており，整形外科・リハビリテーション医学の観点よりダンサーのサポートをしたいと考えていた．またバレエを知らない整形外科医師にダンサーが受診した際に，「バレエをやめれば痛みがよくなるよ」と言われてしまうことが多々あると聞き，一般的な外来の限界を感じていた．さまざまなご縁のおかげで，名古屋大学医学部附属病院在籍中に大学の連携クリニックにて2022年9月よりバレエ・ダンス外来を開始した．1年間で約30名のダンサーが受診した．2023年10月に現在の重工大須病院へ異動し，バレエ外来として同様の専門外来を継続して行っている．

2 ▶ バレエ外来の実際
❶ 受診ダンサーの傾向

　2022年9月〜2023年10月までに，筆者のバレエ外来を受診したダンサーのうち23名の内訳を図で示した．10歳代前半での受診が一番多く，中年以降のダンサーの受診も多くみられた（**図1a**）．23名中男性は1名のみであった．ダンスの種類ではバレエが大多数であり，主訴

の部位として足部〜足関節が半数以上を占めていた（**図1b**）．若いダンサーでは特に足部〜足関節の主訴が多く，外反母趾や足関節後方インピンジメント症候群，足関節捻挫などを認めた．中高年のダンサーでは変形性股関節症などの関節の変性疾患を認めた．以上のようにバレエ外来を受診するダンサーの年齢には二峰性と

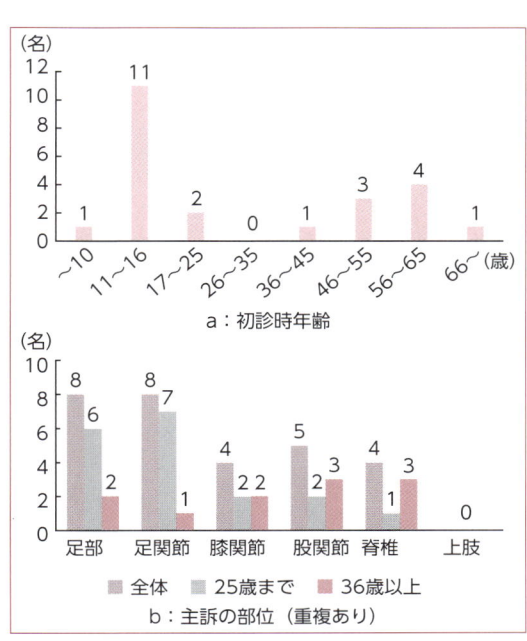

図1　筆者のバレエ外来を受診したダンサー
（2022年9月〜2023年10月）

いう特徴があり，年齢層によって疑うべき疾患をある程度念頭において診察をする必要があるだろう．上肢が主訴で受診したダンサーはいなかったが，これは女性ダンサーの受診が多いことが影響していると考えられる．男性ダンサーではリフト[*1]があり上肢の外傷・障害が起こりうるが，女性ダンサーでは両上肢に負荷がかかることが少ないためである．

❷問診・診察

初診で受診した方を対象にダンサー専用の問診票を作成し使用している．バレエ開始年齢やレッスン回数・時間，トゥシューズを開始した年齢など，バレエに関連した内容を盛り込んでいる．外来ではこれらの情報をもとに診察を行う．日常生活でも痛いのか，踊っているときだけ痛いのかを確認することは重要な点だと考える．後者であればバレエテクニック的な問題や身体機能不全を疑うが，前者の場合，器質的な要因も疑うためだ．また今後の治療方針にいかすため，直近の舞台（舞台の内容や重要度）や今後の目標（趣味で続けるのか，留学を目指したいのかなど）も把握するように心がけている．

❸医師の行う評価

通常の整形外科外来で行う身体所見に加え，バレエ経験者である筆者の知識をベースに，1番ポジション[*2]（**図2**）やルルベ[*3]，タンジュ[*4]（**図3**），プリエ[*5]の評価を行っている．1番ポジションでは体幹〜骨盤のアライメントや足部ローリング[*6]の有無，ルルベやタンジュではかま足[*7]や逆かま足[*8]の有無，タンジュでは足趾

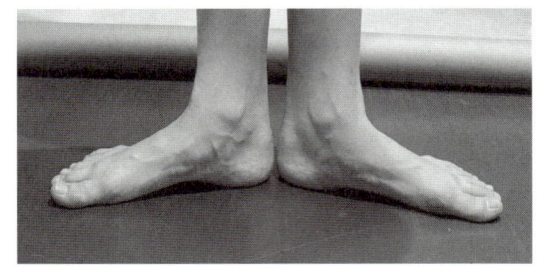

a：横から

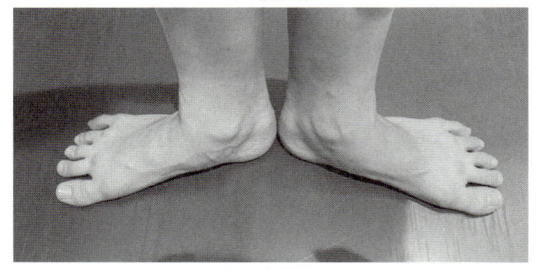

b：上から

図2　1番ポジション[*2]

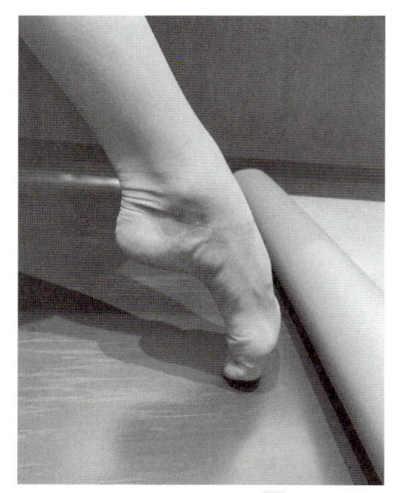

図3　タンジュ[*4]

のIP関節屈曲の有無，プリエでは骨盤〜足部のアライメントなどを確認事項としている．例

[*1]　男性ダンサーが女性ダンサーを持ち上げる動作
[*2]　股関節外旋位で踵同士が触れるようにして立つポジション
[*3]　股関節外旋位で踵を上げる動作
[*4]　動かすほうの足の膝を伸ばしたまま床を擦って前や横，後ろに足を出し，戻す動作
[*5]　膝を曲げる動作
[*6]　足部が過回内となり足部の内側縦アーチが低下した状態[1]
[*7]　足部が過回内となり足部の内側縦アーチが低下した状態[1]
[*8]　足部が過回内となり足部の内側縦アーチが低下した状態[1]

えば**図2**では1番ポジションで左側に軽度の足部ローリングを認め，**図3**ではタンジュにて足趾がIP関節で屈曲しカールしており，いずれも間違ったバレエテクニックと判断できる．バレエの特定のパ[*9]で痛みが出るようなダンサーに対しては，そのパも確認するようにしている．

検査に関しては，基本的に症状や所見のある部位に対してX線やMRIなどを撮影し評価している．足部や足関節の痛みを訴えるダンサーに対してはトゥシューズを履いた状態でX線撮影を行うこともある．**図4**は13歳女性の症例で，左母趾IP関節底内側の胼胝による疼痛があり，X線で評価を行った．トゥシューズ着用での立位X線（**図4a**）では左側のほうが足のサイズが大きく，母趾がIP関節でより外側に向いている様子がわかる．またポアント（**図4b**）では左側で外反母趾角（母趾中足骨長軸と基節骨長軸のなす角度）がより増大している．以上のことより左母趾がトゥシューズに接触しやすいため胼胝が形成されたと判断し，トゥシューズのサイズ変更やトゥパッドの調整を指導した．

❹理学療法士の行う評価

体幹〜足部にかけての関節可動域（range of motion：ROM），下肢筋力，柔軟性の評価を中心に行っている．ROMに関しては若いダンサーでは制限を認めることはほとんどないが，左右差があることが問題となる場合が多い．また反張膝のような関節弛緩性が問題になることもある．反張膝では膝関節が過伸展した状態であるにもかかわらず，バレエにおいては足のラインが綺麗だといわれがちである．しかしながら関節弛緩性のみに頼ると大腿四頭筋などの筋力が弱くなり，膝関節の不安定性につながることがあるため注意が必要だ[2]．他方，中高年のダンサーではROM制限を認めることがある．下肢筋力に関してはバレエ動作に重要な股関節外転・内転筋力と足趾把持力，柔軟性に関しては下腿三頭筋や股関節周囲筋のタイトネスを中心に評価している．

❺治療

バレエのケガはすべて間違ったテクニックと関係があり，治療期間中は再発を防ぐために原因を探し出して，原因の除去または修正を目標に治療計画をたてている[2]．具体的には先に述

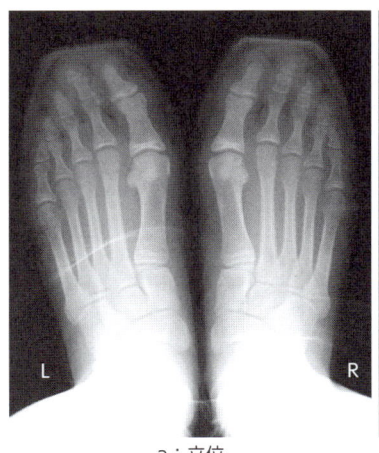 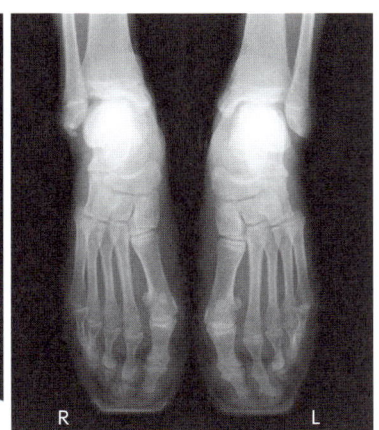

a：立位　　　　　　　　　　b：ポアント肢位

図4　トゥシューズ着用でのX線

[*9]　バレエの動きの総称

べた医師による身体所見・検査とバレエテクニックの評価，理学療法士による身体機能評価を合わせて，問題点を洗い出し治療方針を決定している．治療は投薬や注射，テーピング，サポーターなどの保存療法を主体に行い，身体機能低下に対しては理学療法を，バレエテクニックの指導については医師が行っている．手術が検討される症例は専門医に紹介することもあるが，今のところ実際に手術に至った症例は認めていない．

❻症例 [3]

11歳女性．クラシックバレエ歴8年，12時間/週の練習を行っている．7歳でトゥシューズを履き始めた頃から左足関節痛と左母趾がうまく動かせない症状が出現するようになり，改善再燃を繰り返していた．身体所見・画像所見より左長母趾屈筋腱腱鞘炎による弾発母趾と診断した．理学療法では股関節内転・内旋可動域の低下や足関節背屈可動域制限，足趾把持力の低下を認めた．以上の点から，殿筋や大腿筋膜張筋・股関節外旋筋群のタイトネス，長母趾屈筋腱や下腿屈筋群のタイトネス，足部内在筋の筋力低下が疑われた．また，テクニック的には1番ポジションにてターンアウト（turnout）[*10]不足と付随する足部ローリング，タンジュにて間違ったIP関節優位での足趾屈曲動作を認めた．以上の身体機能低下や間違ったバレエテクニックが弾発母趾の原因であると推測した．そのため，理学療法では股関節周囲筋や長母趾屈

筋腱・下腿屈筋群のストレッチング，足部内在筋筋力訓練などを行った．同時に正確なターンアウトや，IP関節は屈曲させずにMTP関節より足趾を屈曲させるというバレエにおける正しい足趾の使い方の修正指導を行った．これらの結果，治療4ヵ月で左足関節痛や母趾の引っ掛かり感の出現頻度が減少した．さらに，股関節外旋可動域や足関節背屈可動域が拡大し，足趾把持力も向上した．また，テクニック的には足趾がMTP関節で屈曲できるようになった．初診より1年以上経過するが，疼痛が再燃することなくコンクールにも出場できている．

3▶ 今後の課題

現状のバレエ外来の問題点として，実際に踊っている姿の評価ができていないこと，診察時間や外来受診日が限られていることが挙げられる．ダンサーを診るうえでは踊っている姿を見ることがダンサーの本質的な評価であると考えるが，診察時間内ですべてを評価することは難しい．また，ダンサーは日々のレッスンで忙しく，学業や仕事のため平日日中の受診ができないことも多い．解決策としてヴァリエーション[*11]を撮影した動画を見て評価したり，多職種で連携して平日の遅い時間帯や休日にも受診・治療できるような環境をつくることを考えている．今後も東海地方のダンサーをしっかりサポートできるよう名古屋の地で体制を整え，診療をすすめていきたい．

文献

1) Milan, K. R.: Injury in Ballet : a review of relevant topics for the physical therapist. J Orthop Sports Phys Ther, 19（2）: 121-129, 1994
2) House, J., Moira, M. 原著，平石英一監訳，白石恵子，水村真由美訳：ダンステクニックとケガ—その予防と治療—改訂版．大修館書店，東京，p.142, 247-249, 2016
3) 菱田愛加，山口英敏，石黒祥太郎ほか：理学療法とテクニック指導が有用だった弾発母趾のバレエダンサーの一例．ダンス医科学研究，6; 15-22, 2023

[*10] つま先を外側に向けるというバレエで基本になる動き．股関節外旋動作が大部分を担っている．アンディオール（en dehois）とも．

[*11] 1人で踊る曲

4 バレエクリニックと バレエ教室の連携

蘆田ひろみ

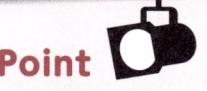

Point

▶ バレエは足と腰のトラブルが多く，それは下肢外旋をベースとするテクニックやポーズに関連する.

▶ バレエで求められる体幹と下肢のポジションは，見た目だけでなくトラブル防止にも不可決である.

▶ 医師とバレエ教師が連携を持つ場合にはバレエへの理解と共感が必要である.

1 ▶ クラシックバレエの魅力

　これは夢かうつつか幻か，そんな気持ちを人に起こさせる芸術がクラシックバレエである. 手拍子するでなく足踏み鳴らす訳でもないのに，我知らず舞台の上に惹きつけられ，自分が踊っているような気持ちにさせられる. 同一時間に何百人，何千人の人と同じ空間で，同じ感激にひたる，これが舞台芸術の真随である. 天上の舞に酔いしれて，いつの間にか自分も蝶となって空中を飛んでいる. セリフもストーリーも知らぬのに，観ていて飽きない瞬間というものだ. そして，私もあんなふうになりたいと「憧れ」てバレエ教室の扉を叩きレッスンを始めてみるのだが，他のダンスとは違いむずかしい窮屈なことばかり，それでもみんなバレエが大好き. それはバレエが肉体運動だけでなく，美しい衣裳，豪華な舞台美術，すばらしい音楽，その中に自分を立たせることにステージの魔法のような力があるからだ. 同じく観客の方もその一瞬に酔ってしまう. 特にステージの子どもは何をしていても可愛い.

　しかし，顎を引き肩から力が抜いてまっすぐ立ち（**図1a**），さらにバレエではその姿勢でジャンプや回転をするために高いつま先立ちのルルベと下肢全体の外旋・外捻（仏 en dehors：アンディオール，英 turnout：ターンアウト）をする（**図1b**，**図2**）. その体幹の位置を常に保ちつつ踊るということは，バレエだけでなく，日本舞踊や能（**図1d**）にも通じる所作である. 日本舞踊や能は踊りとしては静止であっても，体幹の筋肉を収縮させる動的姿勢で，どの種の踊りでも体得は難しい. そのため，ダンサーがそれを研究し身体に叩き込むのには10年以上の長い時間と理解力が必要となる. なぜそのような技術が何百年もダンサーから必要とされ，うけつがれてきたかというと，そこにダンサーの存在感を引き立たせ，そのうえに舞台生命を長くする秘訣があるからだ. ゆえに最終的にミュージカルや，演劇，ショーダンスを目指す人も，1度はバレエ教室に通う.

2 ▶ バレエダンサーを診る医師に求められること

　まずバレエクリニックをする医師に求められることは，わかりやすく親切にバレエのテクニックのからくりをダンサーやその教師に説明することだ.

　それには，①ある程度のバレエ団の公演を観

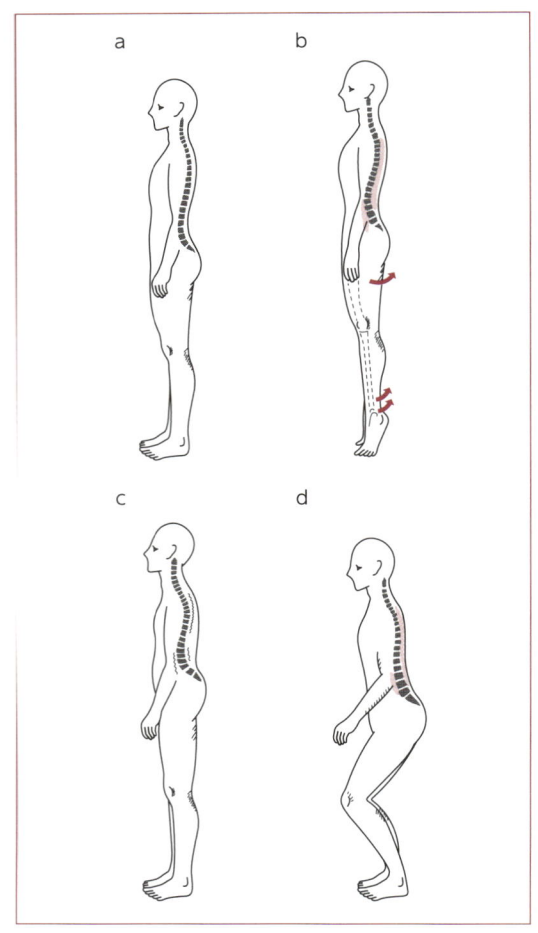

図1　姿勢の比較

a：バレリーナの立位．顎を引いてまっすぐ立つ（動的立位）．背部，腹部の大小の筋肉（脊柱起立筋，腸腰筋など）が緊張し，個々は台形の脊椎骨をひきあげ直線に近い姿勢をつくりあげる．脊柱の生理的湾曲は最小限になる．

b：バレリーナ特有の姿勢．まっすぐの姿勢でかかとを高く上げルルベ，アンディオール（下肢外旋）をする．まず股関節で回し，膝はしっかり伸ばし，足部も回す．

c：一般人の姿勢（静的立位）．台形の脊椎骨が積みあげられるようにヒトの生理的わん曲に近い直立姿勢を保っている．脊椎間を結びつけている人体に寄りかかって立位を保つ．背部の筋肉は緊張しない．

d：日本舞踊，能の姿勢．体幹の筋肉をバランスよく収縮させピタッと静止した姿勢を保つことはバレエと能で似ている．

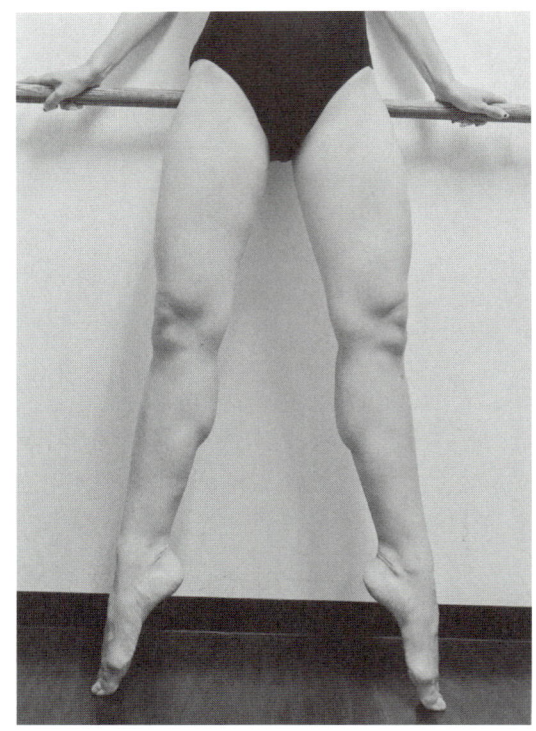

図2　アンディオールした下肢でのルルベ
捻挫せず軽やかに回り跳ぶためには高くかかとを上げたルルベとアンディオール（下肢外施）が必要．ここでも指先と床の摩擦により回転はわずかに制御される．

て感激する（忙しくて舞台を観られない医師にはダンサーは自分達を診察してもらう気にならない．共感がベースである），②そして自分がバレエもどきをしてみる（まっすぐ立ち，膝を

しっかり伸ばしかかとを持ち上げつま先を外に向ける），③それが無理なら家族にバレエを習わせてみて先生にどのようなことを指導されたのか聞いてみる，④送り迎えのときでもよいからレッスンの様子を見る，床の状態や場所の環境を見てみる，⑤バレエをしていて，トラブルを訴える人を診たら，本人の了解を得てその教師にどこが痛いと言っているか知らせる（熟練したバレエの教師なら，ドクターから連絡をもらい怒る人はいない．連絡をもらえることに感謝する）．

　バレエの技術の体得は大変難しいので，その方法にはさまざまなアプローチがあり，どこから攻めていくかは教師によって異なる．また教師の言っていることを生徒が正確に把握していない場合も多いので，まず誤解がないように意思疎通を図っておかなければいけない．医師が

直接バレエの先生と連絡をとることが必要だ．最近はチーム医療などといわれ，医師の周りにさまざま数多のコメディカルが協力する図式が流行しているが，マラソンや柔道選手であったトレーナーにバレエで起きた傷のリハビリの指導は難しい．しかも伝言でするにはバレエのテクニックは難解すぎて，誤解が起きやすいので医師が直接バレエ教師と連絡をとるのが好ましい．もしそれが面倒だと思うなら，少なくとも熟練したバレエダンサーをコメディカルの一員かアスレティックトレーナーとして雇い入れてほしい．誰がバレエダンサーであるかは体型と，脚を見ればすぐにわかることで，さらにある程度のテクニックを体得していることが大切である（ただし現代舞踊がすべてバレエではない）．なお，子どもの足のトラブルがあったとしてもシップ，バンドエイド，マッサージは保護者がするように指導する．子どもへのマッサージはスキンシップなので安易にコメディカルに任せてはいけない．アキレス腱は腱なので揉みほぐしてはいけない．

　自験例について 2011 〜 2017 年の間に筆者のクリニックを受診したバレエによるトラブルの患者は 471 人だった．半数以上が足部と足関節であり，次が腰部だった．これはバレエ演技の特異性であるルルベ，アンディオールや，アラベスクなどに関連していると思われる．

3▶足のトラブル

　バレエは，脊柱をできる限り直線に近く保ち，股関節と膝関節をしっかり伸ばし，さらにかかとを持ち上げる（ルルベ）という難しい動作をする[1]．お尻は出てはいけない，膝は曲がってはいけない．アンディオールは，まず股関節をできるだけ外旋し膝関節はまったく内旋外旋せず伸展をしっかり守り，残りを脛骨と腓骨を遠位では平行からわずかに腓骨が後方に位置するように外旋し，残りは足関節で外旋する．体幹

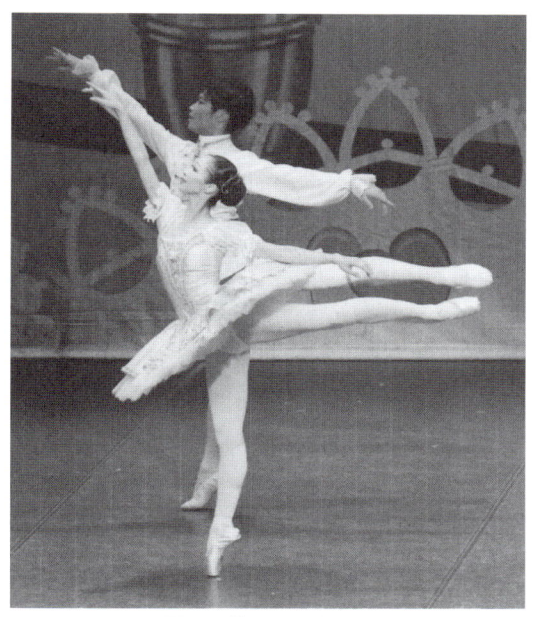

図3　第1アラベスク
バレエでは男性も女性もルルベ，アンディオールをしてアラベスクをする．

はできる限り直線に保ち，骨盤から爪先までを外向きに締め上げるという感じである．股関節と足関節はかみ合わせが深く，アンディオールをしても若者なら大きな障害を起こしにくいが，膝は関節間のかみ合わせが浅く，少しでも非生理的な方向に動くと関節痛を起こしやすい．特に回転では，上体と下腿の間で加速度の違いが起こり，膝関節でひねった状態が起こり得るので回転技に入るときは，ガッチリと膝を伸展するように訓練される．つま先と床との摩擦によって下腿から下の回転速度は制限される．さらに小指方向に偏ったルルベをしないためにはアンディオールが必要である（図2）．内股で着地すると足の外側に強い力がかかってしまう．そして足の関節は内側より外側の靭帯が弱いので足が内がえしになると内反捻挫が起きる．この予防の方法としてアンディオールが必要である．審美的な観点からアンディオールが求められるのはバレエが宮廷舞踊から舞台という場に踊る場が変化したとともに職業舞踊家

というものが現れて跳び回る動作が高度になったためと，観客と踊る人が同じ平面であったものが，ダンサーは舞台という高い位置で演技するようになり，観る人が踊る人の足もとまで細かく見えるようになったこと，スカートが短くなったことも関連している．観客はダンサーの上半身だけでなく頭からつま先まで視野に入れるようになった．さらに生地の発達にともないタイツの脚線すべてが見えることとなる．そしてアンディオールすることで臀筋群，膝屈筋群などが発達し美しい脚線をつくる[2, 3]．

4 ▶ 腰のトラブル

次に多いのは，腰部の疼痛であるがこれはバレエに象徴的なポーズのアラベスクと関連するところが多い．アラベスクは，演者が身体を右に向かせ後方の左下肢をあげる第1アラベスク（**図3**）と，演者の身体が左向きになり右下肢をあげる第2アラベスク等がある．アラベスクは人の関節の動きに無理を生じさせないポーズである．胸椎の椎間関節面は脊椎の後方にあり平面に近い形で脊椎の前後屈の動きを可能にする．腰椎の椎間の関節は斜め後方にあり曲面で腰椎間を回旋させる動きに適している．それをうまく組み合わせて，上げるほうの脚と手を長い直線で見せるのがアラベスクである．しかしアクロバット的要素が増えたうえ，若いダンサーでは腰椎部だけで90°以上の脊柱後屈をさせてしまうこともある．またそれが個人的な癖となっているダンサーもいる．

また，どのように綺麗なアラベスクをするダンサーも，それが頻回だったり持続時間が長いと腰部に疲労物質が蓄積し，微細な筋断裂を起こす．オーバユース（overuse）は常に起こっている．そして古典もののプログラムでは片方の軸に偏ったアラベスクが多く出てくる．医師はプログラムについてもバレエ教師や振付師との連携が必要となる．また，10歳代の子では

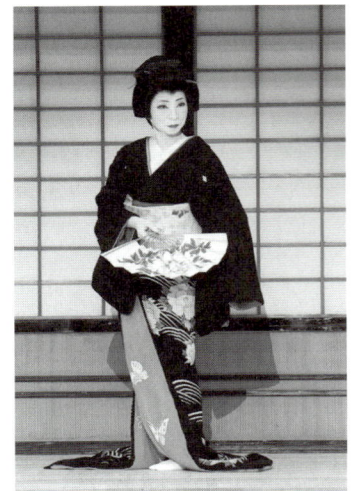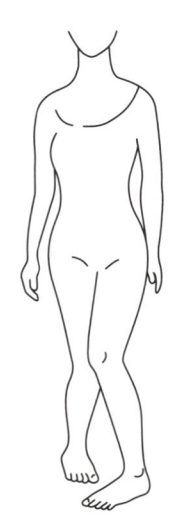

図4 日本舞踊，能の動的な静止姿勢
体幹は脊柱起立筋や腸腰筋などが緊張して存在感を保つ．ジャンプや回転をしないなら，内股で立つ方が安定している．

脊柱側わんを惹起する不安もあり，バレエ教師とは緊密な連携が必要となる．早期発見例では，適切なストレッチングの種類の組み合わせ，背筋・腹筋・腸腰筋の強化によって予防が可能となる．この指導は，姿勢のよい熟練の教師がよい．ダンサーは目からまねて習得することが多いし，同じ人に見てもらうことで運動を継続しやすいからである．どの運動指導も週に1度で約1～6ヵ月続けると，小中学生であればバレエをしない子どもも素晴らしく姿勢が改善する．

その他，男性ダンサーでは女性をリフトするときやサポートするとき，女性とのタイミングが合わず腰部捻挫を起こすことがある．

自分が舞台に立つことはないものの個人的な教室を開きバレエを教えるという人も増えた．日本バレエ協会の会員数はわずか2,000～3,000人ではあるが，大阪芸術大学の学生の調査によると日本国内でバレエ学習者は約40万人に達する．「専門士バレエ」という「称号」はあるがバレエ教室を開設するのは「称号」にかかわらず自由であり，そこは自由競争の渦中にあるといえる．

88002-135 **JCOPY**

5 ▶ バレエへの理解と共感

そこでバレエクリニックの医師に求められることは，バレエのレッスンに必要な予防医学を理解し，バレエを目指す人たちが外傷をせずにうまくなるよう，早い段階からダンサー本人にテクニックのからくりを熟知させることである．踊りの中でも，日本舞踊は内股とすり足を使い（**図4**），社交ダンスやショーダンスではハイヒールを履いてもバレエほど高いルルベを要求されず，膝も軽く曲げているので安定性を保ちやすい．これらはバレエとまったく異なるテクニックである．にもかかわらず，バレエに憧れ，バレエに挑戦する人がいる．「憧れ」という感情が人類に特化した文化的本能であり，それが芸術である．そしてバレエは芸術なので，最終的に到達しえないことも理解しなくてはならない．

近年のアニメやゲームに描かれる高速ジャンプは，ますます巧みになり，仮想体験を子ども達に叩き込み，まるで自分が高速で空中を飛べるような錯覚を覚えさせる．かすり傷1つ無く肉体の成長だけがあるのも，ある面では欠陥のようにも思える．ネット社会は，子どもや若者をどんどん現実の体現から引き離していく．筆者も情報の氾濫とAIの発展のなかで何が現実か虚構かわからぬことがある．その反対に，同一空間と時間を共にする舞台芸術は，夢のような世界でありながら人を真の現実に目覚めさせることができる．とはいえ劇場の収容人数は2,000〜3,000人であり日本人全員1億2,000万人がバレエ芸術を劇場で観るのは非現実的である．場合によっては，公演を記録した映像に頼

るしかない現状では，それはバレエを反芻し咀嚼するためには役立つ．舞台芸術は本番は1日であってもその準備のためのレッスンは美しい姿勢と脚線をつくりあげ，日常動作を優雅にするひとづくりであり，子どもから高齢者までの教育の現場として重要である．さらに舞台の臨場感を養うにはよりよい劇場が要る．バレエも芝居もよく観覧する設計士の造る劇場が欲しい．バレエは芸術であり，到達できぬ「憧れ」であることを医師と教室で共有したい．

最後に，**表1**に医師が知っておくべきバレエで起こることがあるトラブルを列記するが，だからバレエはしないほうがよいという意味ではない．

表1　バレエに多い外傷，障害

部位	外傷・障害
腰部周囲	腰部筋肉痛※，腰椎分離症，腰椎ヘルニア
股関節周囲	股関節インピンジメント・股関節唇損傷，股関節臼蓋先端骨折，股関節周囲炎※，腸腰筋スナップ，長脛靭帯スナップ
膝関節周囲	膝ACL損傷，膝半月板損傷，膝蓋大腿痛，脛骨端核障害※，脛骨疲労骨折　膝内外側靭帯損傷，膝蓋骨周辺痛　膝蓋骨端核障害　腓骨遠位端骨折，腓骨裂離骨折※，離断性骨軟骨炎，膝蓋腱下囊胞炎，脛骨粗面炎症　膝蓋骨端核障害（Osgood-Schlatter病）※，ジャンパー膝，膝蓋骨脱臼
足周囲	下腿コンパートメント症候群，足関節脱臼骨折，足関節捻挫※，足部靭帯損傷，腓骨疲労骨折　足舟状骨疲労骨折，舟状骨変形　舟状骨骨棘とその骨折※，中足骨疲労骨折，足関節インピンジメント症候群（前方，後方）※，外反母趾，母趾種子骨障害，アキレス腱付着部症（pump bump），アキレス腱周囲炎，アキレス腱断裂，有痛性外脛骨※，母趾基節骨骨折

※：とくによく起こるもの

文献

1）蘆田ひろみ，木澤桃子：バレエにおける下肢外旋テクニックとその障害．臨床スポーツ医学，33（3）；310-312，2016
2）Reyna, F.：A Concise History Of Ballet. Thames And Hudson, London, p.11，70，102，1965
3）薄井健二：バレエの発生と宮廷バレエ．バレエ—誕生から現代までの歴史—．音楽之友社，東京，p.17-18，1999

4　舞台医学の実践

5　舞台公演への医療支援の実践

小川宗宏・川崎佐智子・田中康仁

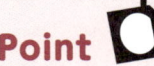
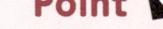

Point

▶ 本邦における舞台芸術家に対する医療支援体制は，諸外国と比較して不十分であるのが実情である．

▶ 最適な医療を提供するためにも，外傷・障害予防の実態調査や現場と医療との連携充実を要する．

▶ 舞台医学の発展のためにも，医療支援体制の構築，現場での医療支援の実践が求められている．

　舞台の上で繰り広げられる音楽，舞踊，演劇といった舞台芸術は，人間が人間らしく生きるための糧であり，すべての国民が真のゆとりと心豊かな生活を実現していくうえで不可欠なものであり，国民全体の社会的財産である．舞台芸術活動にはさまざまな利点がある一方，舞台芸術家にはしばしば高度な技術，動作が要求され，身体にとって過剰な負荷になることがあり，その反復や長期間にわたる継続は，身体に種々の障害をもたらす．舞台芸術家の活動に医学的対応を導入して，より健康な状態でそれぞれの身体表現がさらに充実・進化するように働きかけ，舞台芸術，ひいては文化の発展に寄与するのが舞台医学の役割である．

　体の動きを伴い，芸術的表現を観衆の前で披露する舞台表現者は，高い身体的パフォーマンス能力をめざす点でスポーツとの類似点がある．スポーツ活動に伴う外傷・障害を対象とするスポーツ医学は，すでに世界的に確立した医療・医学分野となっており，スポーツ外傷・障害に対する医学的対処や予防に関する多くの研究が行われ，スポーツ関連学会の設立，スポーツドクターやアスレティックトレーナー制度の構築など治療体系や診療・教育システムが確立

されており，その対象は一般スポーツ愛好家からトップアスリートまで幅広くサポートされている[1]．

　欧米では，スポーツ医学と同様に，音楽や舞踊・演劇などの舞台芸術に伴う医学的問題を対象とする舞台医学が1つの医療分野として認知され，医学会やクリニックなども設立されている[2]．しかし，本邦では，実際には音楽・舞踊等に伴う身体障害に悩む人は多く存在するにもかかわらず，舞台医学の社会的認知度はまだ低いといわざるをえない．

　舞台医学に関わる啓発活動や診療・治療体制の構築，系統だった予防法を確立することは大きなテーマである．そのためには，さまざまな舞台芸術における外傷・障害の疫学的調査を行い，現況と課題を明らかにすることが求められるが，本邦においては舞台医学に関する外傷・障害の実態調査は非常に少ない．また，スポーツ医学の黎明期がそうであったように，現場での医療支援活動が舞台医学のさらなる発展につながると思われる．

　本稿では，筆者らが先駆的に取り組んできた日本における舞台医学の実践の嚆矢となるプロバレエダンサーに対する外傷・障害調査や公演

88002-135 **JCOPY**

時の医療支援活動について紹介する.

1 ▶ プロバレエダンサーの外傷・障害調査

最高水準の現代舞台芸術を発信している団体と日本舞台医学研究会(日本舞台医学会の前身)の連携協力事業として,一流バレエダンサーに対するアンケート調査を通じて,舞台芸術に伴う医学的問題(舞台医学)の現状を把握し,効果的な対応を検討することを目的とした外傷・障害調査を2021年8月に実施した.任意でのアンケート調査を行い,30名(男性10名,女性20名,年齢平均29.1歳,BMI平均18.4,バレエ経験年数平均24.1年,1週間のレッスン時間は平均15.1時間,年間の舞台回数は平均42.1回)から有効回答を得た.

1週間以上レッスンを休む必要のあった過去の外傷・障害の既往歴は86.7%のダンサーが有しており,その内訳は下肢が83.3%と最も多く,次いで体幹16.7%,上肢10%であった.なかでも足部・足関節は半数近くのダンサーが既往を有していた.実際の外傷・障害は捻挫と足部の疲労骨折が多く,それぞれ26.7%であった.現在レッスンに支障がある外傷・障害を有しているダンサーは23.3%であり,足部・足関節が最も多く,次いで腰部であった.病院・医院以外に通院しているダンサーが66.7%であり,86.7%のダンサーが予防のために専門医による定期検診の必要性を感じるという回答であった.予防したい部位は,下肢が56.7%,腰部が13.3%であった.予防で難しいと感じていることについては,疲労の対策と休息や対策時間の確保が難しいという回答であった.

足部・足関節痛の既往は93.3%に認め,片脚での踏み切りや着地,つま先で立つ,回転する,ルルベやアティテュードなどバレエ特有の肢位やポアントをはいての長時間の演技などの運動特性や外的環境要因が関与していると思われ

た.腰痛の既往は63.3%に認め,リフトや腰を反る肢位の繰り返しなどの運動特性の関与が示唆された.疲労骨折はスポーツ医学において,「女性アスリートの三主徴(female athlete triad:FAT)」との関連で知られており,体重管理が厳格なバレエダンサーにも該当することが示唆されたが,FATの認知度は10%と非常に少ないことがわかった.

外傷・障害発生時には,病院以外の治療院を受診する場合が多く,一方で,専門医による定期検診を希望する回答が多く,舞台医学においても現場と医療現場との連携を充実させる必要があり,日本の舞台医学の現況を反映している結果と思われた[3].

中学生のダンス必修化もあり,バレエの学習人口は飛躍的に増加しており,内容,レベルも多様化している.医師のみならずトレーナーや理学療法士など,コンディショニングに関わる領域の専門家も含めた医療関係者が,バレエの運動特性や外傷・障害に関する知識を深め,最適な医療を提供するためにバレエ特有のニーズとリスクを理解することが重要と思われる[4,5].

2 ▶ 舞台公演時の医療支援の実践

日本舞台医学研究会の現場における医療支援事業として,2021年7月7日に新国立劇場で開催された第1回舞台医学セミナー〔講師:武藤芳照(東京健康リハビリテーション総合研究所所長・日本舞台医学研究会顧問),テーマ:バレエに伴う外傷・障害について〜発生要因と予防対策など〜〕を皮切りに,舞台医学セミナーは定期的に開催されている(**表1**).筆者らも,新国立劇場バレエ団の地方公演時の医療支援の初のモデル事業として,こどものためのバレエ劇場2021『竜宮 りゅうぐう』大阪公演(2021年9月23日:大阪府大阪市フェスティバルホール)の医療支援活動に参画し(**図1**),その打ち合わせも兼ねて,2021年9月6日に

表1　新国立劇場バレエ団「舞台医学セミナー」開催一覧

	日時	テーマ	講師・担当	所属・専門など
第1回	2021年7月7日	「バレエに伴う外傷・障害について～発生要因と予防対策など～」	武藤芳照	東京健康リハビリテーション総合研究所所長
第2回	2021年9月6日	「ダンスにおける足の外傷・障害の治療」	田中康仁	奈良県立医科大学整形外科教授
		「新国立劇場バレエダンサーアンケート調査報告」	小川宗宏	奈良県立医科大学整形外科講師・医局長
		個別相談	田中康仁 小川宗宏 辻本憲広 西納卓哉	足の専門 膝の専門
第3回	2022年6月29日	「股関節のしくみと痛みのケア―外傷・障害の診断と治療，リハビリテーション―」	山本謙吾	東京医科大学病院長・整形外科学主任教授
		「からだの理（ことわり）（2）―バレエ・ダンサーのための面白医学ゼミナール―」※疲労骨折や「眼の動き」等を含む	武藤芳照	東京健康リハビリテーション総合研究所所長
		個別相談（「股関節の痛み，疲労骨折等」に関して）	山本謙吾 宍戸孝明 原口貴久 関　健	東京医科大学病院長・整形外科学主任教授 東京医科大学病院整形外科教授 東京医科大学整形外科臨床助教 東京医科大学整形外科臨床助教
第4回	2023年2月17日	「バレエダンサーのための爪のケア」	高山かおる	埼玉県済生会川口総合病院皮膚科主任部長
		「からだの理（ことわり）（3）―バレエ・ダンサーのための面白医学ゼミナール―」	武藤芳照	東京健康リハビリテーション総合研究所所長
		個別相談	高山かおる	皮膚・爪の専門
第5回	2023年7月19日	「女性ダンサーのからだと健康」	江夏亜希子	四季レディースクリニック院長
		「からだの理（ことわり）（4）／からだの右・左」	武藤芳照	東京健康リハビリテーション総合研究所所長
		個別相談	江夏亜希子	四季レディースクリニック院長
第6回	2023年9月27日	「アスリート・バレエダンサーにおける膝関節を中心とした外傷・障害について」	原口貴久	東京医科大学整形外科助教
		「からだの理（ことわり）（5）／健康と水」	武藤芳照	東京健康リハビリテーション総合研究所所長
		個別相談	原口貴久 関　健 鈴木章正	東京医科大学整形外科助教 東京医科大学整形外科助教 東京医科大学整形外科臨床研究医
第7回	2024年3月6日	「バレエダンサーと腰痛・側わん症」	竹下克志	自治医科大学整形外科教授
		「からだの理（ことわり）（6）／転ぶ」	武藤芳照	東京健康リハビリテーション総合研究所所長
		個別相談	竹下克志	自治医科大学整形外科教授

第2回舞台医学セミナーを新国立劇場で開催した．新国立劇場関係者や舞踊芸術監督と面会，打ち合わせをさせていただき，ダンサーには「ダンスにおける足の外傷・障害の治療」と題する講演や先述の一流バレエダンサーアンケート調査結果の紹介も行い，その後は個別相談を行った．足，膝に関する相談症例は複数名認めた．診察の補助検査機器として，ポータブルエコーを持参し，相談内容により，現場で診察，超音波による検査を施行し，病態や治療法，セルフケアの方法等を説明した（**図2**）．

　公演前日のリハーサルと公演日には，整形外科ならびに他科疾患に関しても対応していただけるよう地域の基幹病院に後方支援依頼ならびに依頼書を送付し，協力体制を構築した．後方支援病院に勤務する医師にも医療支援活動に参加していただき，救護を要する際のスムーズな連携体制に備えた．整形外科医師2～3名が参加し，AEDや車椅子の場所等を確認し，スポーツ医学活動に準じた救護バッグを持参した（**表**

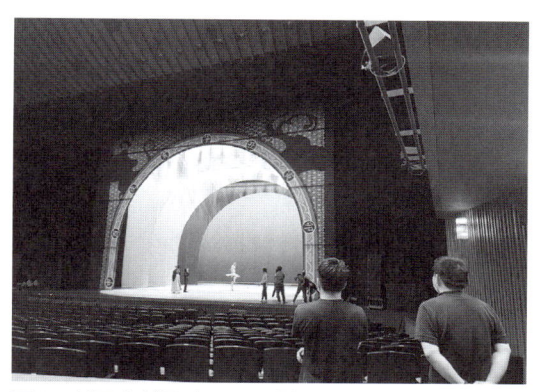

図1　新国立劇場バレエ団『竜宮 りゅうぐう』舞台でのリハーサルを見る

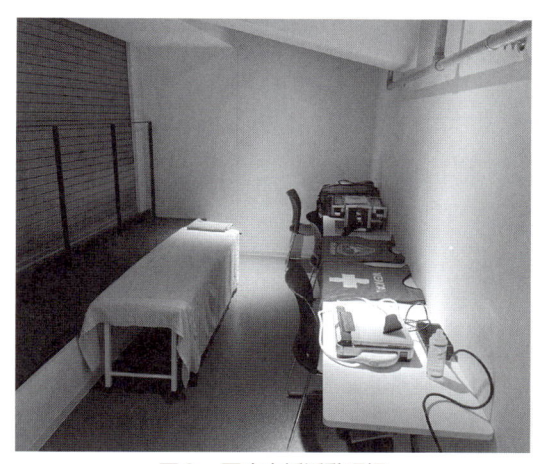

図2　医療支援活動現場

表2　医療支援のために準備した備品消耗品

創傷応急処置セット	・体温計，血圧計，聴診器 ・手袋，箱ティッシュ，包帯，弾性包帯，三角巾 ・伸縮テーピングテープ，サージカルテープ ・スワブポビドンヨード，アルコール手指消毒液 ・滅菌ガーゼ，滅菌手袋 ・カラヤヘッシブ，デルマポア，プリマポア，シルキーポア ・バンドエイド，ファスナート，ステリストリップ ・シリンジ（10mL，20mL），駆血帯 ・綿棒，メス，鑷子，持針器 ・ポリ袋，マスク ・ヒビディール消毒液，ネオビタカイン注シリンジ，キシロカイン注 ・注射針（18G，21G，23G） ・ポリプロピレン縫合糸 ・甘皮取り，爪切り，毛抜き，ヤスリ ・白色ワセリン ・アルコール綿，ヘキシジン綿 ・舌圧子，ハサミ，ペン
薬剤	・消炎鎮痛剤 ・胃腸薬 ・抗アレルギー製剤 ・総合感冒薬 ・皮膚疾患用軟膏 ・口腔用軟膏外用剤 ・点眼液

2）．公演時やリハーサル時において，救急対応を要した症例は幸いなかったが，このような医療支援活動における現場とのコミュニケーションを通じて，信頼関係を深めていき，今後はスポーツ医学でのチームドクター，チームトレーナーのように，舞台芸術家の国内外の公演に，必要に応じてステージ医，ステージトレーナーを派遣帯同できる体制づくりが望まれる[1]．

本活動後も2021年11月にサントミューゼ（長野県上田市交流文化センター）で開催された新国立劇場バレエ団『白鳥の湖』（公益財団法人身体教育医学研究所，東御市民病院），2023年11月愛知県芸術劇場大ホールにおける『ドン・キホーテ』（日本赤十字社愛知医療センター名古屋第二病院）においても医療支援チームが結成され，医療支援活動が行われている．その後も2024年3月大阪府枚方市総合文化芸術センターにおける「クラシックバレエハイライト」は奈良県立医科大学整形外科医療支援チームが担当し（図2），2024年7月『アラジン』札幌公演は札幌医科大学整形外科医療支援チームが対応し，今後も継続していく予定である．

3▶今後の展望

舞台医学は，すでに世界的に確立した医療分野であるスポーツ医学と類似性があるが，まだ歴史は浅い．本邦においてアスリートに対する研究・教育・臨床基盤，医療支援体制は確立されている一方で，舞台芸術家に対する同様の基盤は，諸外国のような基盤を持たないのが実情である．今回紹介させていただいた医療支援の実践活動である舞台医学での現場での外傷・障害調査は，舞台芸術の特徴を把握したうえでの適切なメディカルチェックやパフォーマンステ

ストの考案，外傷・障害の早期発見およびリスク評価を行うことで予防へつなげると同時に，舞台芸術家自身のセルフケアに対する知識や意識向上を図り，指導者には外傷・障害についての安全管理対策や医科学的知識を提供・普及させる情報発信にもつながる．このような活動は，本邦の舞台芸術家の外傷・障害予防の重要な礎となると思われる．

　また，舞台公演時等の現場での医療支援活動は，舞台芸術特有の動作や環境を実際に目にすることができ，舞台医学の知識を深めることができるのみならず，高い卓越性への期待，完璧を求める絶え間ない高度な要求，長期間にわた

る激しい練習，熾烈な競争，演奏・演技に伴う高レベルの不安や緊張，不確かなキャリアなど舞台芸術家の生活を支配している状況を理解でき，寄り添った支援につなげることができる．このような活動は現場との信頼関係構築には欠かせないものであり，本邦の舞台公演における医療支援体制の構築は急務である．スポーツの魅力を感じてスポーツ医学を志す医師がいる一方で，舞台医学に興味のある医師が活動できる機会は少ない．まずは，興味のある医師と連携して，この分野・領域での道を拓くことができるように，裾野を広げる活動を継続していきたい[6]．

文献

1) 武藤芳照，金子えり子，福島（太田）美穂：わが国における「舞台医学」の現状と課題．舞台医学入門（武藤芳照監，山下敏彦，田中康仁，山本謙吾編）．新興医学出版社，東京，p.12-17, 2018

2) 山下敏彦：舞台医学入門．舞台医学入門（武藤芳照監，山下敏彦，田中康仁，山本謙吾編）．新興医学出版社，東京，p.9-11, 2018

3) 辻本憲宏，小川宗宏，谷口晃ほか：プロバレエダンサーの外傷・障害アンケート調査．関西臨床スポーツ医・科学研究会誌，31：3-6, 2022

4) 坪山大輔，田中康仁：ダンスにおける足，足関節傷害のメカニズム，診断，治療とリハビリテーション．舞台医学入門（武藤芳照監，山下敏彦，田中康仁，山本謙吾編）．新興医学出版社，東京，p.26-35, 2018

5) 田中康仁：ダンスにおける足・足関節傷害．Practice of Pain Management, 6(2)；88-92, 2015

6) 武藤芳照：スポーツ医学を志す君たちへ．南江堂，東京，p.120-134, 2021

あとがき

　「一見，豪華なアート関係の本のような瀟洒（しょうしゃ）なデザインに，つい惹（ひ）かれて読みふけってしまった．『舞台医学』という言葉も新鮮だ．」と，作家の五木寛之氏がその近著『錆びない生き方』（毎日新聞出版，p59，2024）で，述べていただいた．『舞台医学入門』（新興医学出版社，2018）の表紙には，中心のバレリーナの姿が，紗がかかったように柔らかに描写されている．B5判全92頁，本書と同じく，武藤（監修），山下・田中・山本（編集）の4名で制作した．とにかく「舞台医学」の名称をいち早く社会に打ち出し，旗幟鮮明にして，この分野に関心のある人々に新たな学術組織の旗が上がるのを知らせる効果を目指した．

　そして2冊目の本書の書名は，当初『新・舞台医学入門』と名付けようと考えていたが，林峰子代表取締役社長より，「それでは前書の存在が埋もれてしまう」と指摘が入り，議論の末，「実践入門」の言葉が紡ぎ出された．両方の書を通読していただくことによって，我が国における舞台医学の歴史，先達の欧米の活動，理念，領域・範囲，視座，実践方法・内容，将来の課題等が一望できる仕組みとなっている．

　江戸時代の古学者・山鹿素行は，「学ハ何ノ為ゾヤ，是ヲ日用事物ニ及シテ，以テ道ヲ規サンガタメナリ」と，実学の理念を述べている．舞台医学は，スポーツ医学と同様に，まさしく「実学」である．スポーツ医学が，スポーツのための医学であるように，舞台医学は舞台芸術のための医学であり，舞台における医学的な需要や舞台芸術家の希望や願いに即して，実践を真摯に積み上げていくべき新たな医学分野である．その意味で，「実践」の名称を付したのは正しく，立ち上がった旗のもとに全国から参集しつつある仲間たちと手を結び，共にしっかりと前に歩みたい．

　「人生は舞台，男も女も皆役者」（シェイクスピアの戯曲『お気に召すまま』のセリフ）．この時代に本書を多くの執筆者を得て制作できたのは，天が我々に与えてくれた役であった．これからさらに数多くの仲間たちを様々な役に加えて，さらにこの舞台を広げよう．編集制作作業の役を担って，立派な作品に仕上げていただいた新興医学出版社の林 峰子社長と田代幸子さんに厚く御礼を申し上げる．また，その制作の舞台裏で，我々を支え続けてくれた数多くの協力者の皆様にも感謝したい．

　舞台医学の第2幕のステージをお楽しみくだされば，幸いである．

2024年11月10日

東京大学名誉教授 / 東京健康リハビリテーション総合研究所所長

武藤　芳照

索　引

88002-135

88002-135 JCOPY

▶編者プロフィール

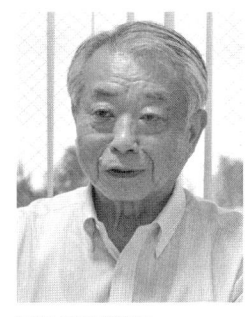

提供：戸部眞紀財団

武藤　芳照（Yoshiteru Mutoh）

略歴

1975 年	名古屋大学医学部卒業
1980 年	名古屋大学大学院医学研究科修了，東京厚生年金病院整形外科医長
1993 年	東京大学教育学部教授
1995 年	東京大学大学院教授
2009 年	東京大学大学院教育学研究科研究科長・教育学部長
2011 年	東京大学理事・副学長
2012 年	東京大学名誉教授
2013 年	日体大総合研究所所長
2014 年	日本体育大学保健医療学部教授，日本転倒予防学会理事長
2018 年	一般社団法人東京健康リハビリテーション総合研究所代表理事・所長

専門

医学博士．スポーツ医学，身体教育学など．

主な著書

『転倒予防医学百科』（編集・日本医事新報社，2008），『転倒予防—転ばぬ先の杖と知恵—』（岩波書店，2013），『舞台医学入門』（監修・新興医学出版社，2018），『あの人も転んだ この人も転んだ—転倒噺と予防川柳—』（三恵社，2021），『スポーツ医学を志す君たちへ』（南江堂，2021），『健康と水—面白医学ゼミナール—』（水道産業新聞社，2022），『転倒予防白書　2023』（編著・日本医事新報社，2023），『転倒予防のプロが教える正しい杖の使い方—変形性膝関節症，リウマチ，パーキンソン病，脳卒中，フレイルなど—』（編集・新興医学出版社，2024）ほか多数

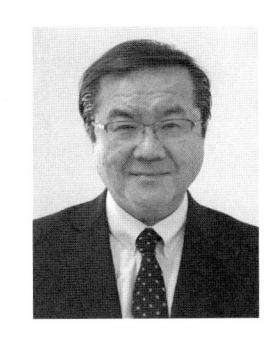

山下　敏彦（Toshihiko Yamashita）

略歴

1983 年	札幌医科大学医学部卒業
1987 年	札幌医科大学大学院修了
1988 年	米国，Wayne State University ポスドク・フェロー
1999 年	カナダ，University of Calgary 在外研究
2002 年	札幌医科大学整形外科学講座教授
2014 年	札幌医科大学附属病院病院長
2022 年	札幌医科大学理事長・学長

専門

医学博士．整形外科学，脊椎・脊髄外科，スポーツ医学，神経再生医療，運動器疼痛．

主な著書

『運動器の痛み診療ハンドブック』（編集・南江堂，2007），『スポーツと腰痛—メカニズム＆マネジメント—』（編集・金原出版，2011），『カラーアトラス脊椎・脊髄外科』（編著・中外医学社，2012），『こどものスポーツ障害診療ハンドブック』（編集・中外医学社，2013），『整形外科専攻ハンドブック』（編集・中外医学社，2016），『舞台医学入門』（編集・新興医学出版社，2018），『プロフェッショナル腰痛診療』（編著・中外医学社，2018），『総合スポーツ医学実践ハンドブック』（編著・中外医学社，2022）ほか多数

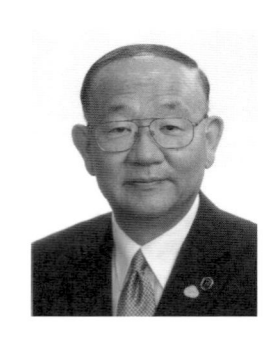

田中　康仁（Yasuhito Tanaka）

略歴

1984 年	奈良県立医科大学卒業
1984 年	奈良県立医科大学整形外科入局
1990 年	奈良県立医科大学整形外科医員
1998 年	米国, Department of Orthopaedic Surgery, West Virginia University リサーチフェロー
1999 年	奈良県立医科大学整形外科助手
2000 年	奈良県立医科大学整形外科学内講師
2004 年	奈良県立医科大学整形外科講師
2009 年	奈良県立医科大学整形外科教授
2017 年	奈良県立医科大学スポーツ医学講座教授（併任）
2018 〜 2021 年	奈良県立医科大学付属病院副病院長
2021 〜 2022 年	日本足の外科学会理事長
2023 年	日本舞台医学会理事長
2024 年	日本整形外科超音波学会理事長

専門

医学博士．足の外科，スポーツ医学．

主な著書

『スキル関節鏡下手術アトラス足関節鏡下手術』（編集・文光堂，2011），『こどものスポーツ外来―親もナットク！このケア・この説明―』（編集・全日本病院出版会，2015），『うまくいく！超音波でさがす末梢神経―100% 効く四肢伝達麻酔のために―』（監修・メジカルビュー社，2015），『舞台医学入門』（編集・新興医学出版社，2018），『今日の整形外科治療指針 第 8 版』（編集・医学書院，2021），『図説・足の臨床 改訂 4 版』（編集・メジカルビュー社，2023），『整形外科医のための手術解剖学図説 第 6 版』（監訳・南江堂，2023）ほか多数

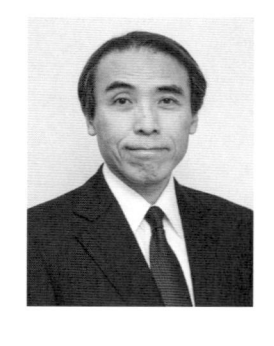

山本　謙吾（Kengo Yamamoto）

略歴

1983 年	東京医科大学卒業
1987 年	東京医科大学大学院医学研究科整形外科学専攻博士課程単位取得
1987 年	東京医科大学整形外科学教室臨床研究医
1988 年	東京医科大学整形外科学教室助手
1990 年	右田病院整形外科医長
1997 年	東京医科大学整形外科学教室講師
1998 年	米国, LomaLindaUniversity 留学
2004 年	東京医科大学整形外科学分野主任教授
2010 〜 2021 年	東京医科大学病院リハビリテーションセンター長（兼任）
2018 年	東京医科大学病院副院長
2021 年	東京医科大学病院病院長

専門

医学博士．股関節外科学，生体材料工学など．

主な著書

『DVD で学ぶ運動器徒手検査法』（編集・南江堂，2014），『人工股関節のバイオマテリアル―材料選択からデザインまで―』（編集・メジカルビュー社，2017），『舞台医学入門』（編集・新興医学出版社，2018），『スペシャリストがすすめる人工関節手術合併症対策』（編集・南江堂，2021）など

88002-135 JCOPY

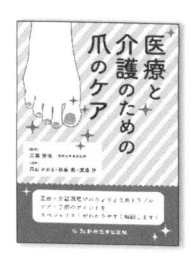
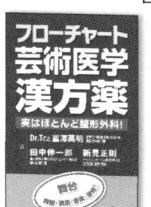
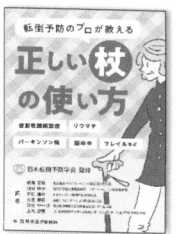
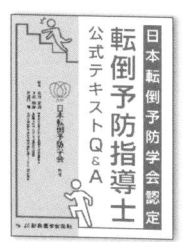

© 2025

第 1 版発行　2025 年　1 月 22 日

舞台医学実践入門

（定価はカバーに
表示してあります）

監　修　日本舞台医学会

編　集　武藤　芳照

　　　　山下　敏彦

　　　　田中　康仁

　　　　山本　謙吾

検印省略

発行者　　　　　　　林　峰子

発行所　　　株式会社 新興医学出版社

〒113-0033　東京都文京区本郷 6-26-8

TEL 03-3816-2853　FAX 03-3816-2895

印刷　三美印刷株式会社　　　ISBN978-4-88002-135-5　　　郵便振替　00120-8-191625